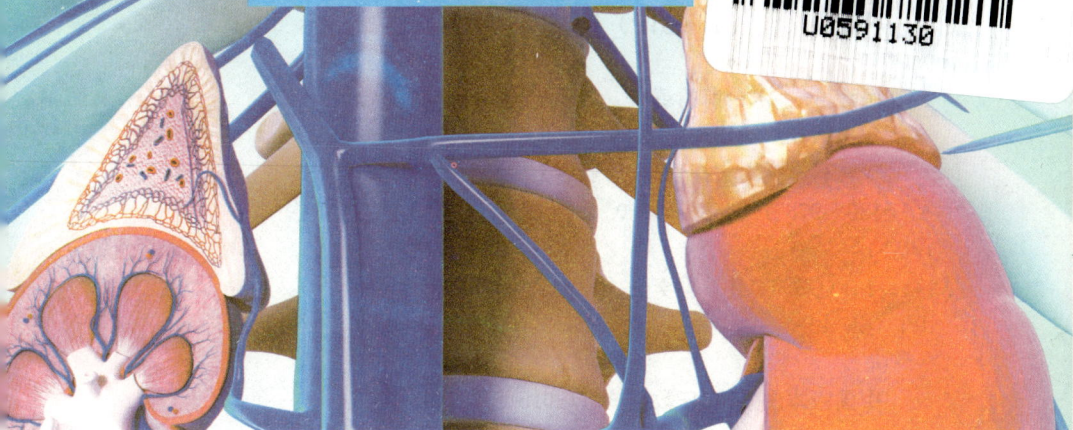

科学成果展台

李 奎 编著　丛书主编 周丽霞

医疗：手术台前的革命

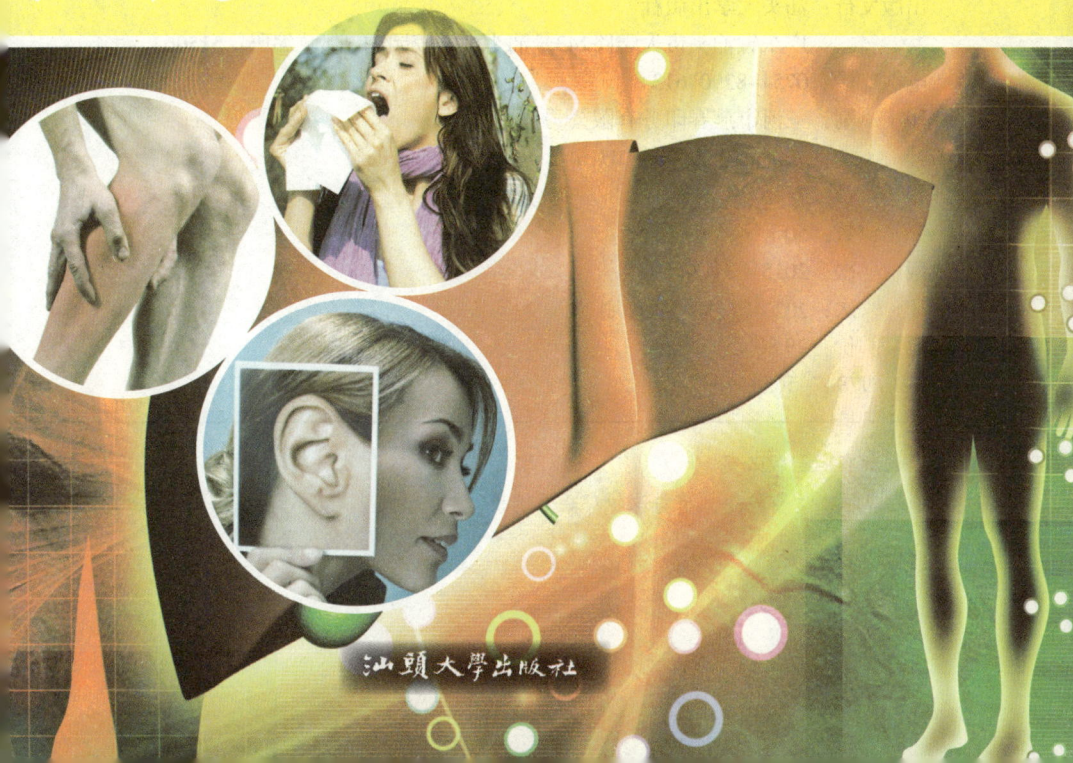

汕头大学出版社

图书在版编目（CIP）数据

医疗：手术台前的革命 / 李奎编著. -- 汕头：汕
头大学出版社，2015.3 （2020.1重印）
（学科学魅力大探索 / 周丽霞主编）
ISBN 978-7-5658-1697-0

Ⅰ. ①医… Ⅱ. ①李… Ⅲ. ①医学－青少年读物
Ⅳ. ①R-49

中国版本图书馆CIP数据核字（2015）第027443号

医疗：手术台前的革命　　YILIAO：SHOUSHU TAIQIAN DE GEMING

编　　著：李　奎
丛书主编：周丽霞
责任编辑：宋倩倩
封面设计：大华文苑
责任技编：黄东生
出版发行：汕头大学出版社
　　　　　广东省汕头市大学路243号汕头大学校园内　邮政编码：515063
电　　话：0754-82904613
印　　刷：三河市燕春印务有限公司
开　　本：700mm×1000mm　1/16
印　　张：7
字　　数：50千字
版　　次：2015年3月第1版
印　　次：2020年1月第2次印刷
定　　价：29.80元
ISBN 978-7-5658-1697-0

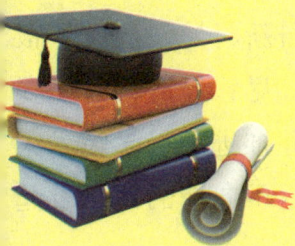

前　言

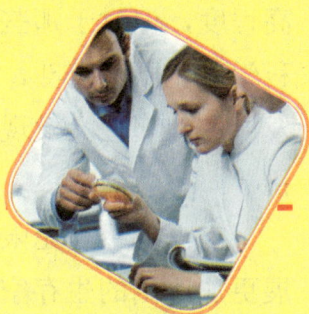

科学是人类进步的第一推动力，而科学知识的学习则是实现这一推动的必由之路。在新的时代，社会的进步、科技的发展、人们生活水平的不断提高，为我们青少年的科学素质培养提供了新的契机。抓住这个契机，大力推广科学知识，传播科学精神，提高青少年的科学水平，是我们全社会的重要课题。

科学教育与学习，能够让广大青少年树立这样一个牢固的信念：科学总是在寻求、发现和了解世界的新现象，研究和掌握新规律，它是创造性的，它又是在不懈地追求真理，需要我们不断地努力探索。在未知的及已知的领域重新发现，才能创造崭新的天地，才能不断推进人类文明向前发展，才能从必然王国走向自由王国。

但是，我们生存世界的奥秘，几乎是无穷无尽，从太空到地球，从宇宙到海洋，真是无奇不有，怪事迭起，奥妙无穷，神秘莫测，许许多多的难解之谜简直不可思议，使我们对自己的生命现象和生存环境捉摸不透。破解这些谜团，有助于我们人类社会向更高层次不断迈进。

其实，宇宙世界的丰富多彩与无限魅力就在于那许许多多的难解之谜，使我们不得不密切关注和发出疑问。我们总是不断去认识它、探索它。虽然今天科学技术的发展日新月异，达到了很高程度，但对于那些奥秘还是难以圆满解答。尽管经过许许多多科学先驱不断奋斗，一个个奥秘不断解开，并推进了科学技术大发展，但随之又发现了许多新的奥秘，又不得不向新的问题发起挑战。

宇宙世界是无限的，科学探索也是无限的，我们只有不断拓展更加广阔的生存空间，破解更多奥秘现象，才能使之造福于我们人类，人类社会才能不断获得发展。

为了普及科学知识，激励广大青少年认识和探索宇宙世界的无穷奥妙，根据最新研究成果，特别编辑了这套《学科学魅力大探索》，主要包括真相研究、破译密码、科学成果、科技历史、地理发现等内容，具有很强系统性、科学性、可读性和新奇性。

本套作品知识全面、内容精炼、图文并茂，形象生动，能够培养我们的科学兴趣和爱好，达到普及科学知识的目的，具有很强的可读性、启发性和知识性，是我们广大青少年读者了解科技、增长知识、开阔视野、提高素质、激发探索和启迪智慧的良好科普读物。

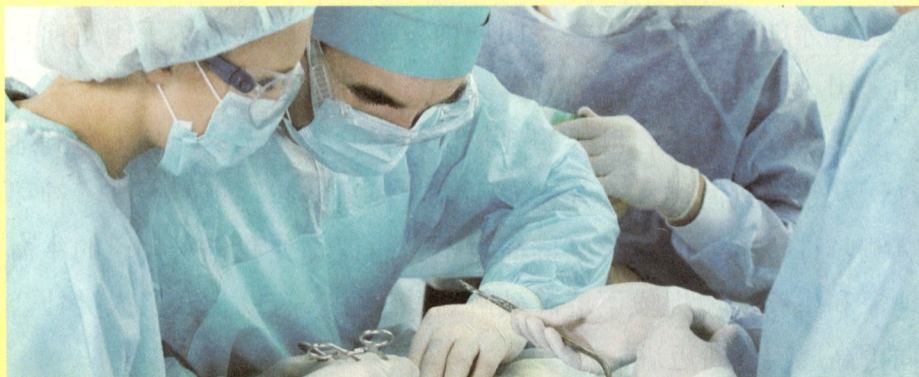

目　录

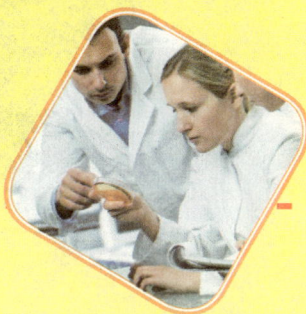

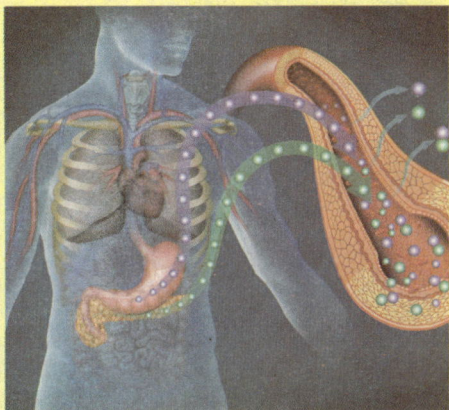

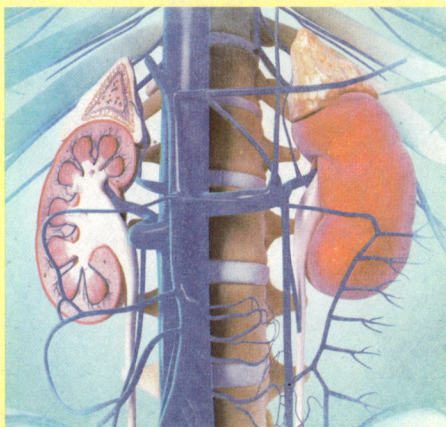

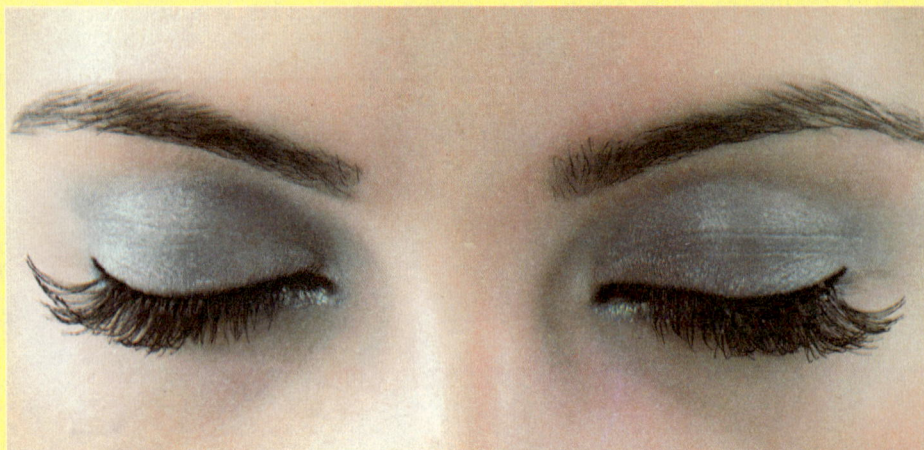

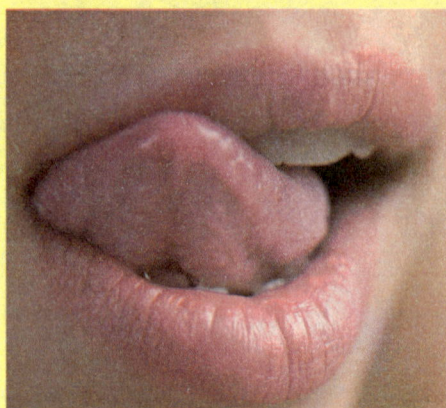

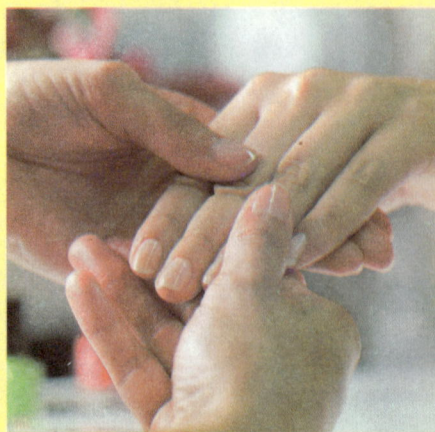

人脑的结构

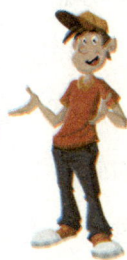

即使你拥有世界上最先进的电脑，它的功能也远没有我们的大脑强大，所以，大脑是最神奇的！那么，大脑由哪几部分组成的呢？

大脑主要包括脑干、间脑、小脑和端脑四部分。

脑干是指位于脊髓和间脑之间的较小部分，位于大脑下面。脑干的延髓部分下连脊髓，呈不规则的柱状形。脑干的功能主要是维持人体生命，包括心跳、呼吸、消化、体温、睡眠等重要生

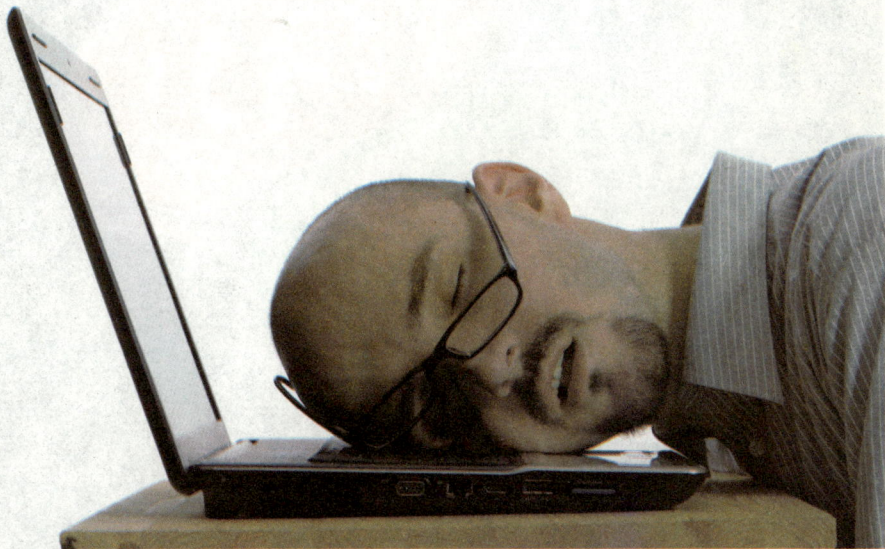

理功能。

间脑一般分成丘脑、丘脑上部、丘脑下部、丘脑底部和丘脑后部五个部分。丘脑不仅是除嗅觉外一切感觉冲动传向大脑皮层的转换站，而且是重要的感觉整合机构之一。丘脑在维持和调节意识状态、警觉和注意力方面起着重要作用。

小脑位于大脑半球后方。它就像一个调节器，参与躯体平衡和肌肉张力的调解，以及随意运动的协调。所以，人喝醉酒时走路会晃晃悠悠，就是因为酒精麻痹了小脑。

端脑是控制运动、产生感觉及实现高级脑功能的高级神经中枢。在医学及解剖学上，多用大脑一词来指代端脑。

大脑的断面分为白质与灰白质。其灰白质是指表层的数厘米

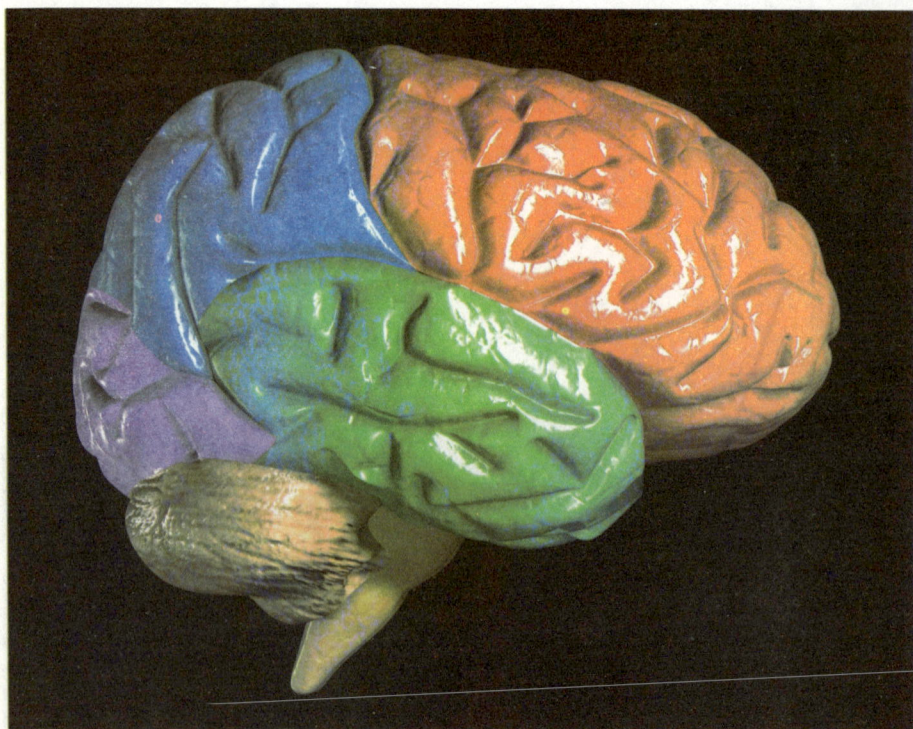

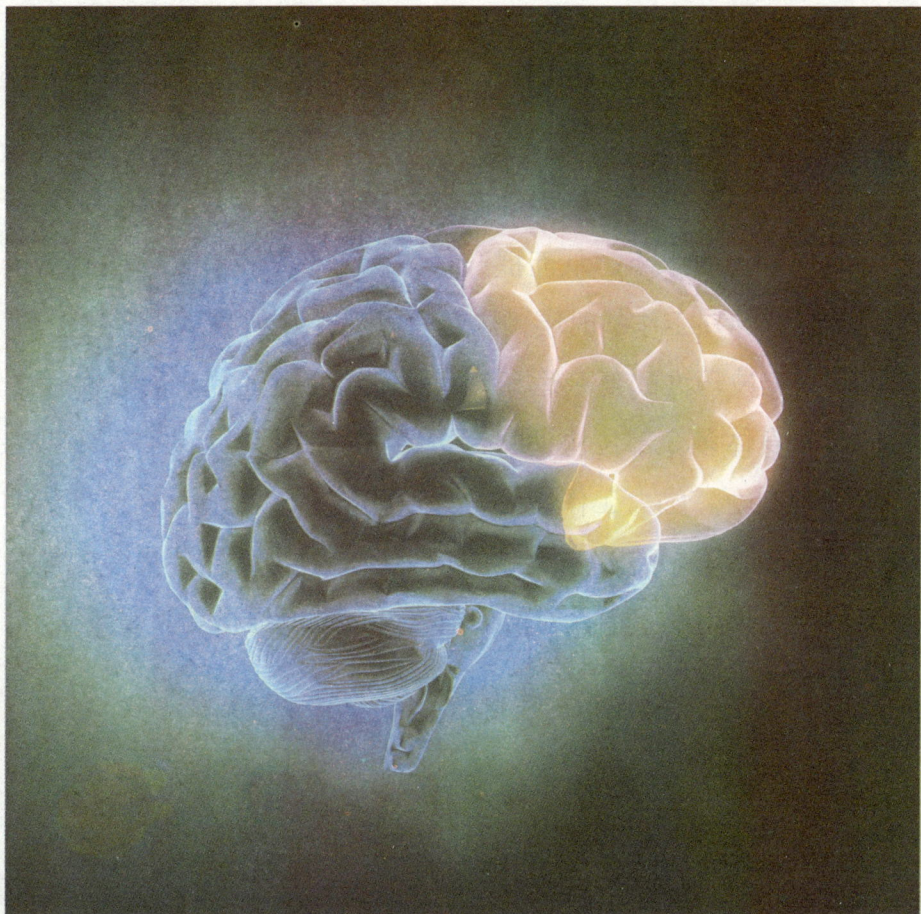

厚的称为大脑皮质的一层，大脑皮质是神经细胞聚集的部分，具有六层的构造。

我们的大脑是在长期进化过程中逐渐发展起来的思维和意识的器官，而不同的部分有着不同的功能，我们一定要注意保护大脑。

规律的有氧运动和有一定技巧性的复杂运动相结合，最能起到锻炼大脑的作用。研究人员说，规律的有氧运动包括快走、慢跑、游泳、蹬车、瑜伽等，这些运动能让我们的心情平和愉悦，远离失眠的困扰。

如果每周能坚持4次有氧运动，每次30分钟至40分钟的低强度，16周后，以前从不运动的人入睡时间会缩短一半，总睡眠时间会延长一小时，这能提高脑部与记忆力、注意力等认知功能有关的化学物质水平，从而提升认知能力。坚持有规律的有氧运动，可以让你在工作的时候"灵光"闪现，好创意源源不绝。

有一定技巧性的复杂运动，包括球类、爵士舞、拉丁舞等，它们需要身体多个部位协调配合，经常参加这些运动有助于锻炼大脑的控制力。脑力工作者经常过度用脑，这就像一根皮筋长期处于紧绷的状态，不利于大脑的正常运作。因此需要更多的氧气和葡萄糖提高用脑效率，对他们而言，运动就显得更为重要了。

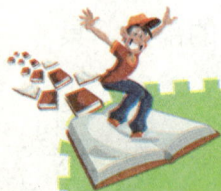

延 伸 阅 读

大脑中的水分占了大脑重量的80%以上，大脑获取的所有信息都是通过细胞以及电流形式进行传送的，而水是电流传送的主要媒介。所以，我们在读书或做功课前，先饮一至两杯清水，这有助于大脑的运作。

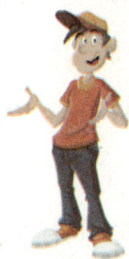

神经系统的功能

神经系统对于我们来讲是非常重要的，它就像是一个通讯联系的中枢，把我们身体各个部分紧密地连接在一起，成为一个和谐的有机体。

神经系统是我们机体内部起主导作用的系统，它分为中枢神经系统和周围神经系统两大部分。

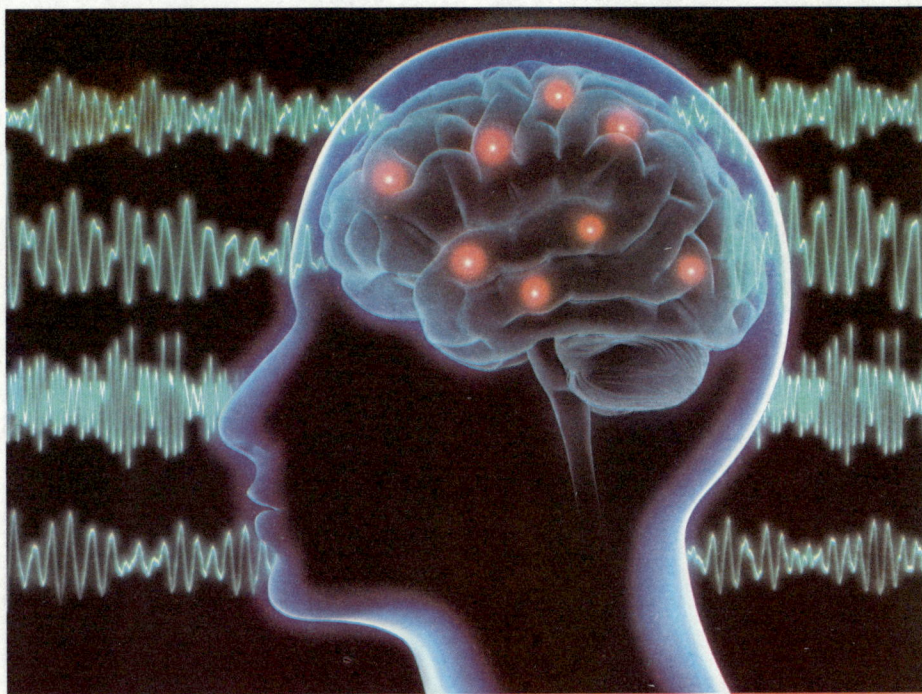

中枢神经系统是神经系统的主要部分，它的位置在人体的中轴。在中枢神经系统内大量神经细胞聚集在一起，有机地构成了网络。

中枢神经系统的主要功能是接受全身各处的传入信息，经它整合加工后再传出，或者储存在中枢神经系统内，成为学习、记忆的神经基础。中枢神经系统像是一部巨大的信息加工器，加工的结果是可以出现反射活动和产生感觉或记忆。

中枢神经系统接受传入信息后，可以传到脑的特定部位，然后产生感觉。有些感觉信息传入中枢后，经过学习的过程，还可在中枢神经系统内留下痕迹，成为永久的记忆。

周围神经系统从中枢神经系统发出，导向人体各个部分，可

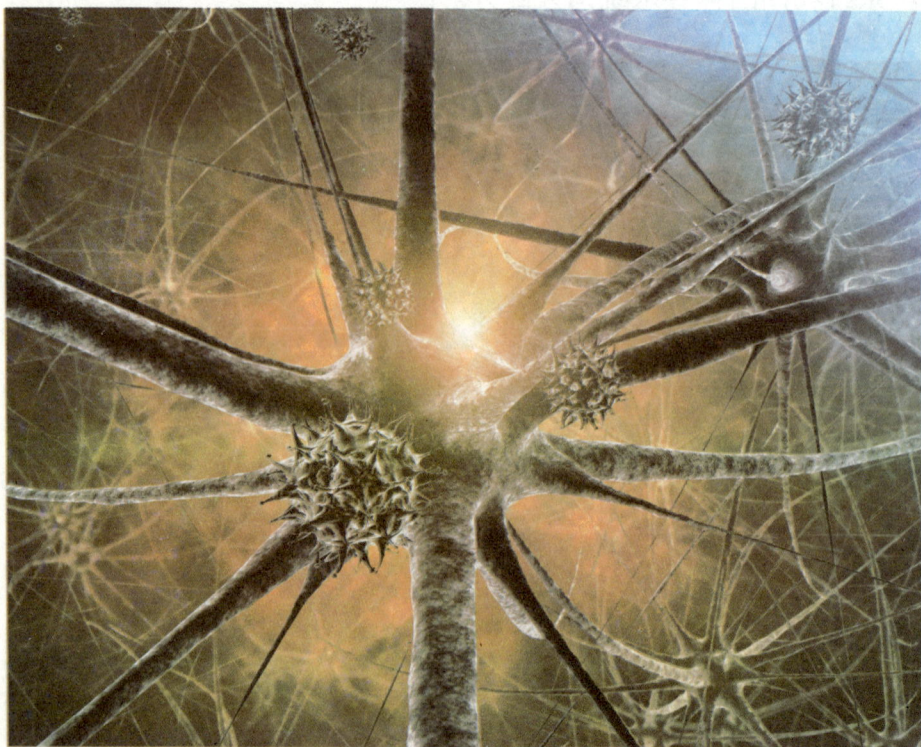

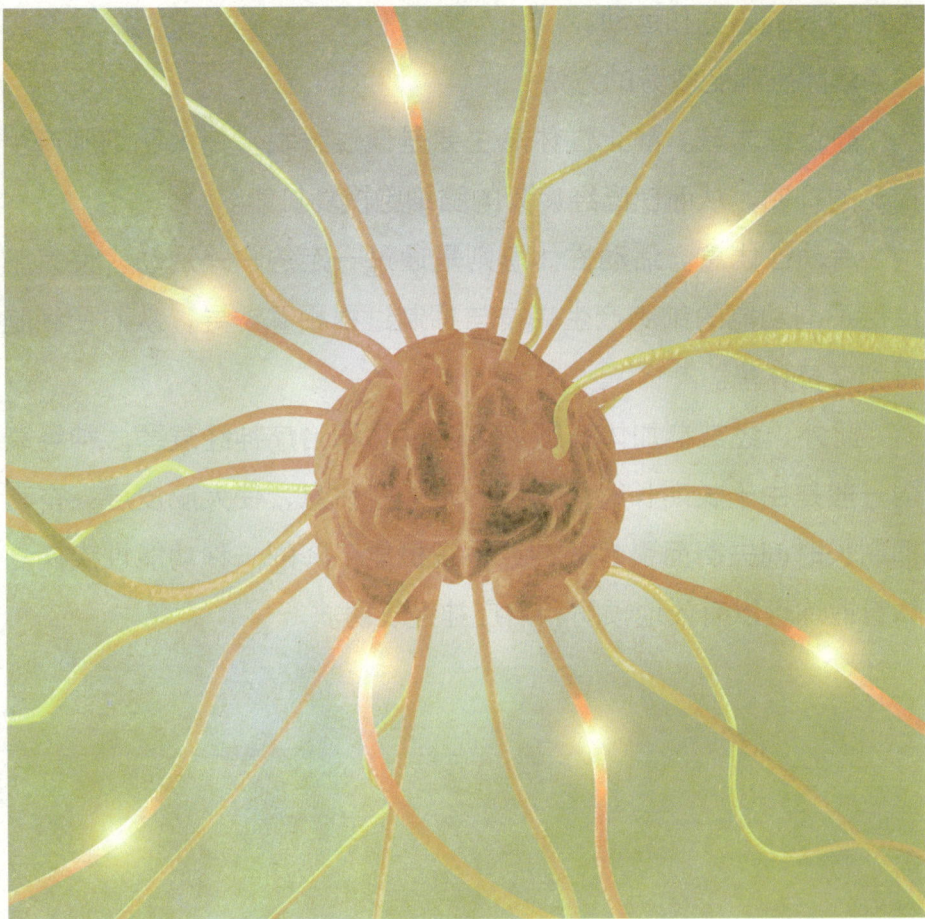

分为躯体神经系统和自主神经系统。

　　周围神经系统担负着与身体各部分的联络工作，起到传入和传出信息的作用。与脑相连的神经叫脑神经，共有12对，绝大部分分布在头部的感觉器官、皮肤和肌肉等处，只有一对很长的迷走神经沿颈部下行，分布在胸腔的大部分和腹腔的内脏器官上。

　　与脊髓相连的神经叫脊神经，它在躯干、四肢的皮肤和肌肉里的分布是很有规律的，上部的脊神经分布在颈部、上肢和躯干上部；下部的脊神经分布在下肢和躯干下部。脊神经可以调节躯干和四肢的感觉和运动。

消除脑细胞疲劳的方法：

静止性休息。静止性休息主要是通过睡眠，使大脑细胞产生广泛的抑制，从而使已经疲劳的脑细胞恢复机能。

活动性休息。活动性休息则是通过一定的户外活动，使大脑皮层不同功能的细胞产生兴奋与抑制过程相互诱导，从而使细胞得到交替休息。

此外，经常参加体育锻炼可以预防和治疗神经衰弱。神经衰弱一般是由于长期长时间用脑，不注意休息，使大脑皮层兴奋、抑制长时间失衡而引起的神经系统机能下降的一种功能性疾病。体育锻炼可以有效地预防和治疗神经衰弱。

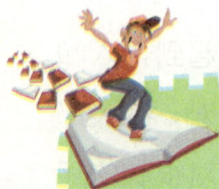

延 伸 阅 读

怎样保护我们的神经系统呢？一是定时作息，不要打破人体生物钟；二是充足睡眠，让大脑休息好；三是不要不用脑，也不要用脑过度。

心脏的结构与功能

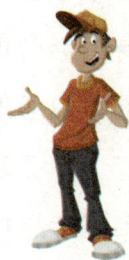

　　心脏是人的器官之一，是循环系统的动力。人的心脏如本人的拳头大小，位于两肺间偏左的地方。心脏主要由心肌构成，有左心房、左心室、右心房、右心室四个腔。

　　心脏的作用是推动血液流动，主要向器官、组织提供充足的血流量，以供应氧和各种营养物质，并带走代谢的终产物，如二氧化碳、尿素和尿酸等，使细胞维持正常的代谢和功能。

　　成年人的心脏重约300克，它的作用是巨大的。例如，一个人在安静状态下，心脏每分钟大约跳70次，每次泵血70毫升，则每分钟约泵5升血。如此推算来，一个人的心脏一生泵血所作的功，大约相当于将30000千克重的物体向上举到喜马拉雅山顶峰所付出的功！

　　组成心脏的心肌有节律地收缩和舒张

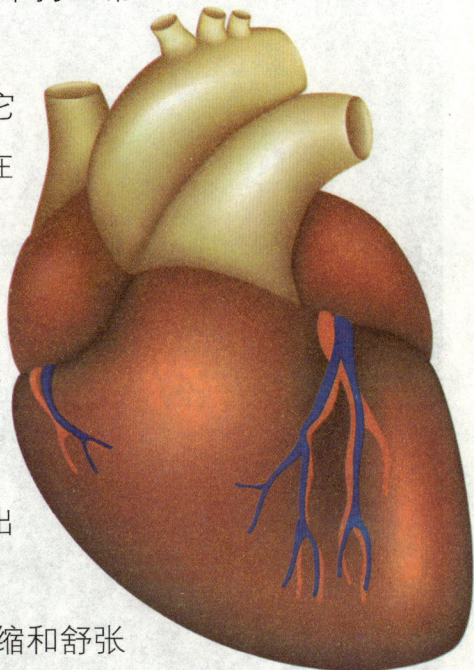

形成心脏的搏动。当心肌收缩时，推动血液进入动脉，并流向全身；当心肌舒张时，血液由静脉流回心脏。所以，心脏的搏动推动着血液的流动，是血液运输的动力器官。

心脏是我们身体循环系统的动力源泉，如果心脏不健康，会出现全身性的症状。主要表现为：

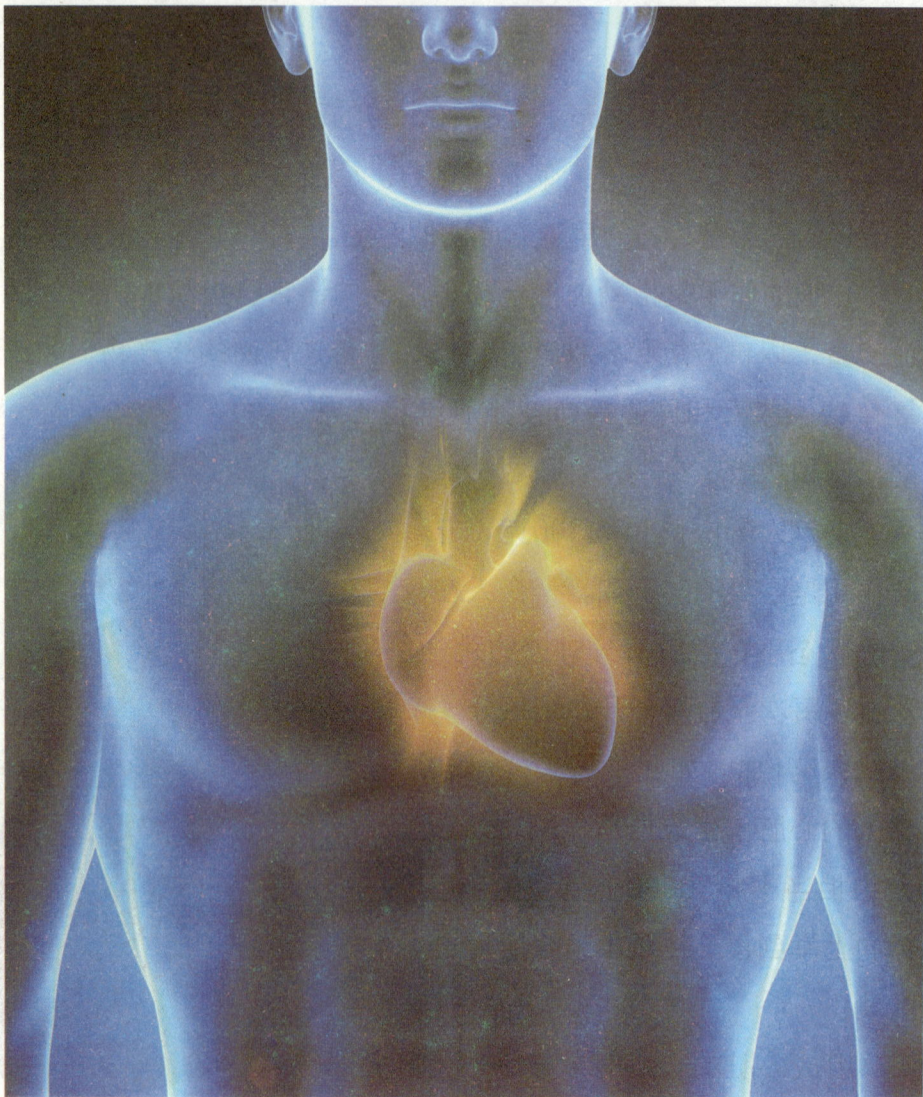

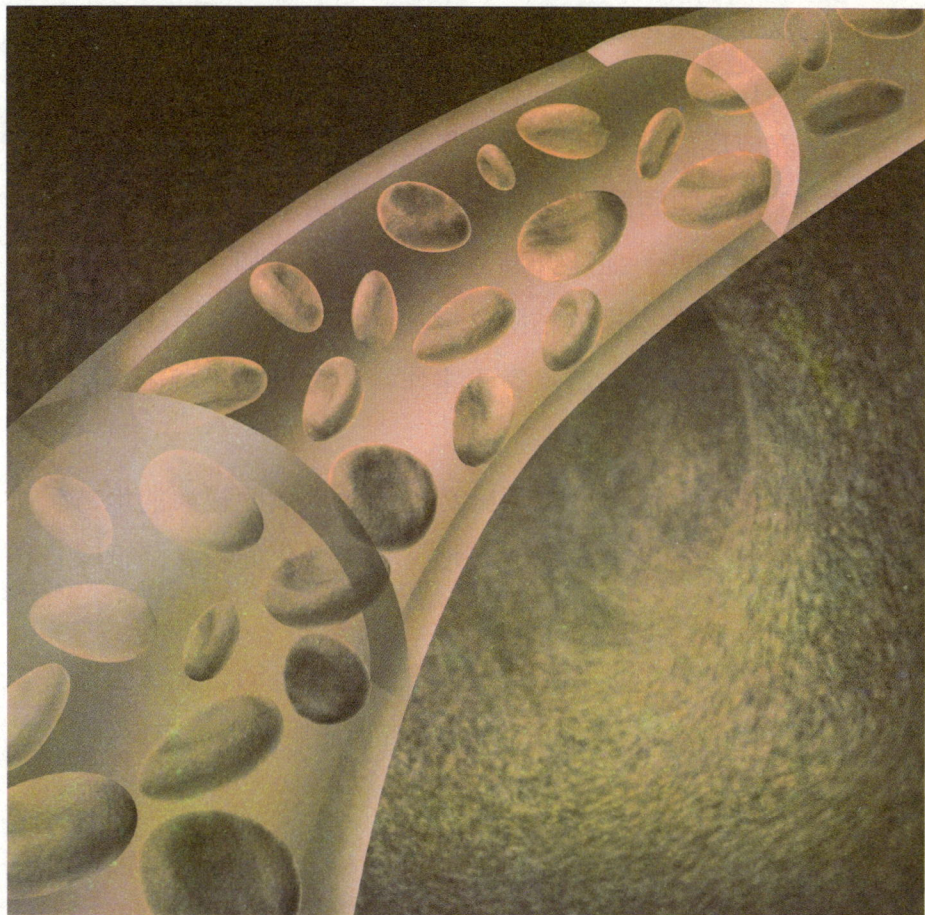

　　一是舌头溃疡。中医认为舌和心脏的关系最为密切，所以溃疡长在舌头上，通常认为是心脏有内火，或是有火毒。

　　二是额头长痘。额头是心脏管辖的一个属地，心火旺盛成为火毒时，这个属地也会沸腾，于是就此起彼伏地出现很多痘痘。

　　三是失眠和心悸。心脏处于不停地工作中，当火毒停留于心而无法排除时，睡眠就不会安稳。

　　四是胸闷或刺痛。心脏内出现淤血也是一种毒素，轻一些的是胸闷，重一些的则会出现刺痛。

通过以上叙述可见心脏对我们的重要性，那么如何保护好我们的心脏呢？

一是养成良好的生活习惯，首先是要控制体重。研究表明：体重增加10%，胆固醇平均增加18.5；其次是要戒烟。烟草中的烟碱可使心跳加快、血压升高、心脏耗氧量增加、血管痉挛、血液流动异常以及血小板的粘附性增加；再次戒酒。美国科学家的一项实验证实乙醇对心脏具有毒害作用。过量的乙醇摄入能降低心肌的收缩能力。

二是要改善生活环境。污染严重及噪音强度较大的地方，可能诱发心脏病。因此改善居住环境，扩大绿化面积，降低噪音，防止各种污染。

三是要注意避免拥挤、合理饮食、适量运动、规律生活等。心情愉快，避免情绪激动和过度劳累都对心脏的保健有好处。

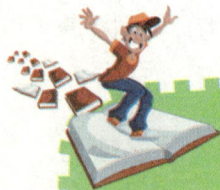

延 伸 阅 读

对于心脏病患者来说，应根据心脏功能及体力情况，从事适量的体力活动，有助于增进血液循环和增强抵抗力，能够提高全身各脏器的机能，以防止血栓形成。但也要避免剧烈活动，要以不引起症状为原则。

肝脏的功能

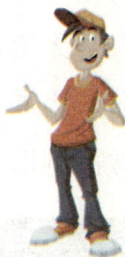

　　肝是人体脏器中的五脏之一。是身体内以代谢功能为主的一个器官。肝脏位于腹腔，大部分在腹腔的右上部，小部分在左上部，是人体最大的实质性腺体器官，正常肝脏外观呈红褐色，质软而脆。它的功能主要有六个方面：

　　一是解毒功能。有毒物质绝大部分在肝脏里被处理后变得无毒或低毒。

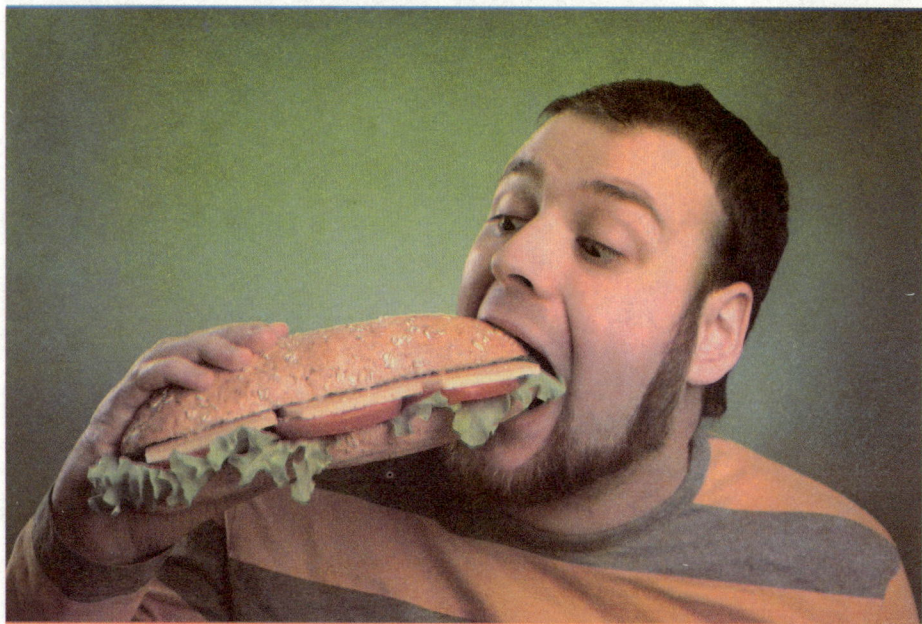

二是代谢功能。其中包括合成代谢、分解代谢和能量代谢。人每天摄入的食物中含有蛋白质、脂肪、碳水化合物、维生素和矿物质等各种营养物质。这些物质在胃肠内初步消化吸收后被送到肝脏，在肝脏里被分解，由大变小，蛋白质分解为氨基

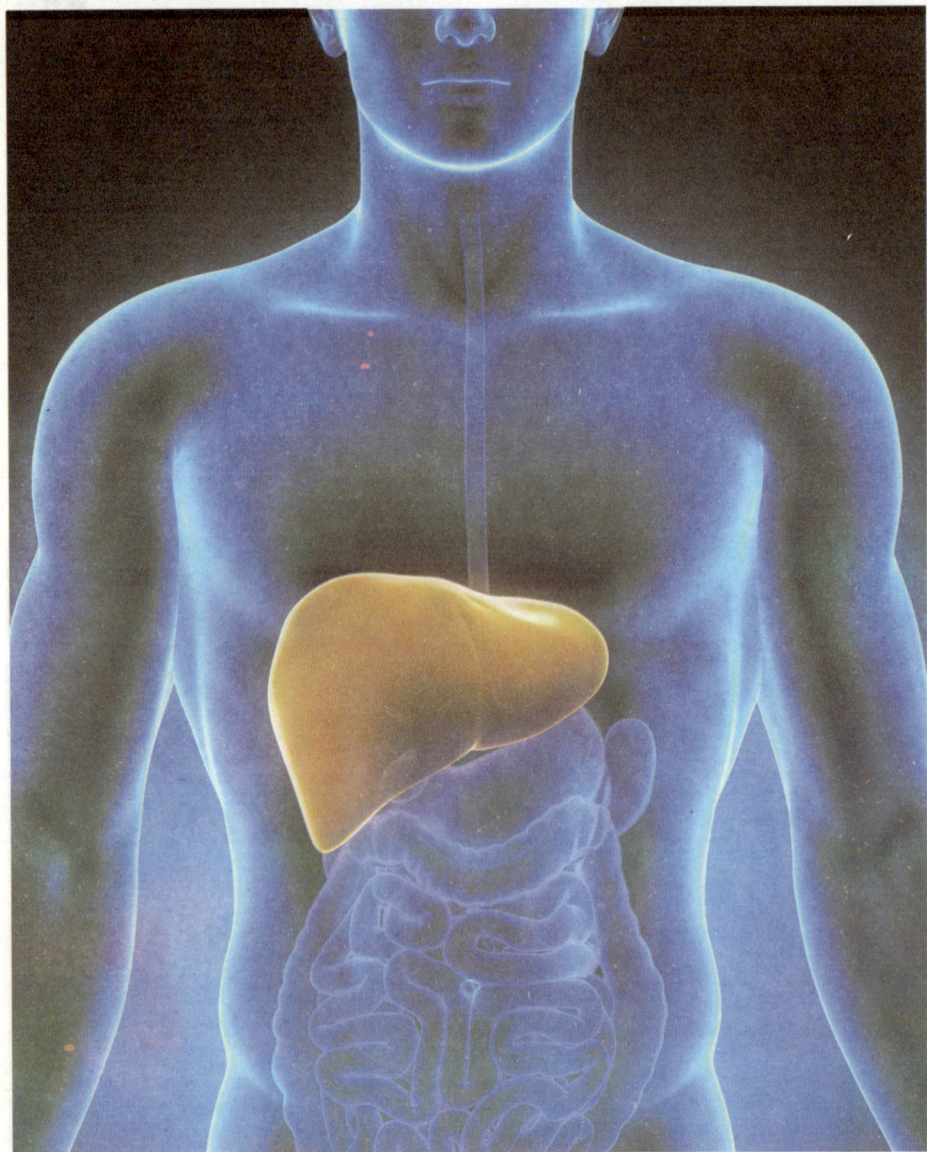

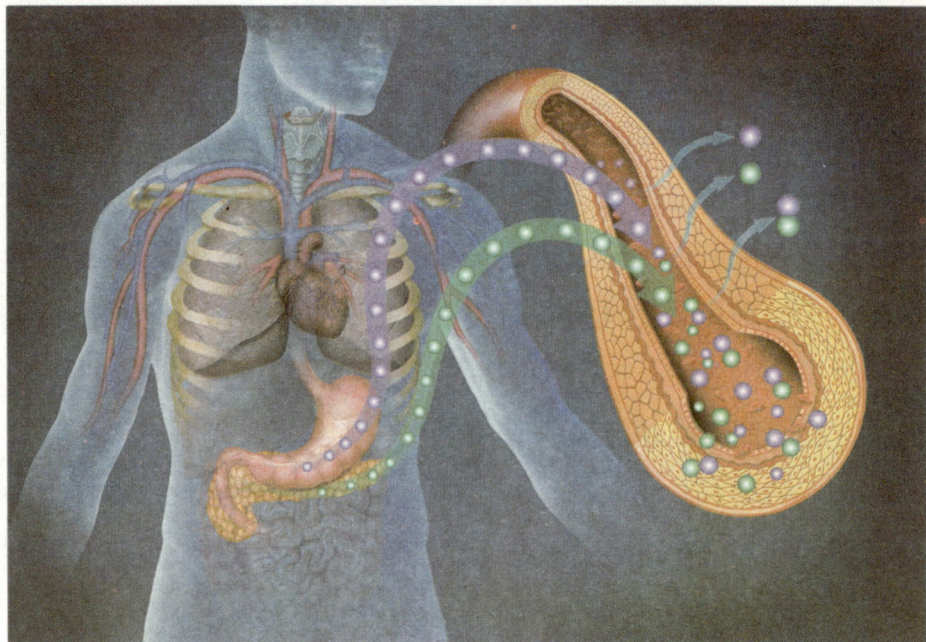

酸，脂肪分解为脂肪酸，淀粉分解为葡萄糖等，经过这个过程之后，摄入的营养物质就变成了人体的一部分，可想而知，如果肝脏"罢工"，人体的营养来源就会中断，生命也就危险了。

三是分泌胆汁。在非消化期间胆汁存于胆囊中。在消化期间，胆汁则直接由肝脏以及由胆囊大量排至十二指肠内，帮助消化食物。

四是造血、储血和调节循环血量的功能。新生儿的肝脏有造血功能，长大后不再造血。但由于血液通过两根血管流入肝脏，同时经过另一根血管流出肝脏，因此肝脏的血流量很大。如此说来肝脏就像一个仓库，在需要时可以供出一部分血液来，为其他器官所用，比如一个人发生了消化道大出血，血液容量急剧下降，心、脑、肾经受不住缺血，肝脏就可以帮一些忙了。

　　五是免疫防御功能。谈到前面四大功能大家觉得还能够理解，怎么肝脏还有免疫防御功能呢？

　　肝脏由于有解毒、破坏外来的有害物质这些能力，这就是防御功能，我们知道肝脏里有一种数量不小的细胞，叫做库普弗细胞，它既是肝脏的卫士，也是全身的保护神。另外，肝脏里的淋巴细胞也有很多，尤其是在有炎症反应时，血液或其他淋巴组织里的淋巴细胞很快"赶"到肝脏，解决炎症的问题。

　　六是肝脏再生功能。肝脏的再生功能实际上是肝脏对受到损伤的细胞修复和代偿反应。肝脏的再生功能非常强大，动物的肝脏即使切除70-80%，经过4周至8周修复，剩余的肝脏最终能再生至原来的肝脏重量。

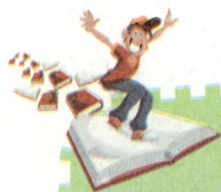

延　伸　阅　读

　　肝脏具有再生的鲜明特点。肝脏的再生过程受到严密的调控，一旦达到与自身相适应的理想体积，肝细胞的复制将受到抑制。例如一个人由于外伤导致肝破裂，切除了大部分肝脏，几年后，肝脏会逐渐长大，甚至接近正常肝脏大小。

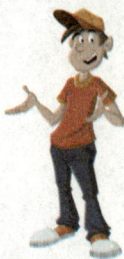

脾脏的结构与功能

　　脾是重要的淋巴器官，位于腹腔的左上方，呈扁椭圆形，暗红色、质软而脆。

　　脾位于胃底与膈之间。脾分为内、外两面，上、下两缘，前、后两端。脏面近中央处有一条沟，是神经、血管出入之处，称脾门。外面平滑而隆凸，与膈相对，称为膈面。

　　脾也是人体中最大的周围淋巴样器官，脾脏的作用是把胃里的精华物质加以吸收利用，是人体的过滤器。其实质由红髓和白髓构成，脾脏有四大功能：

　　一是滤血功能。脾内滤血的主要部位是脾索和边缘区，此处含大量巨噬细胞，可吞噬清除血液中的病原体和衰老的血细胞。当脾大或机能亢进时，红细胞破

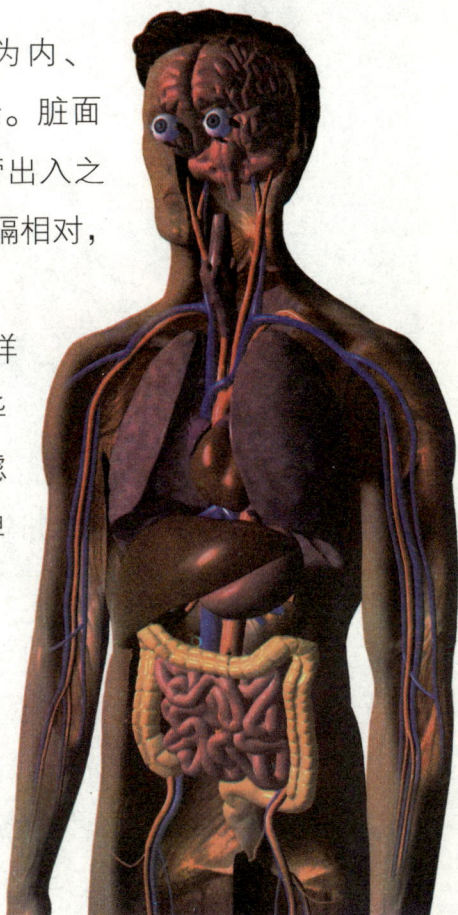

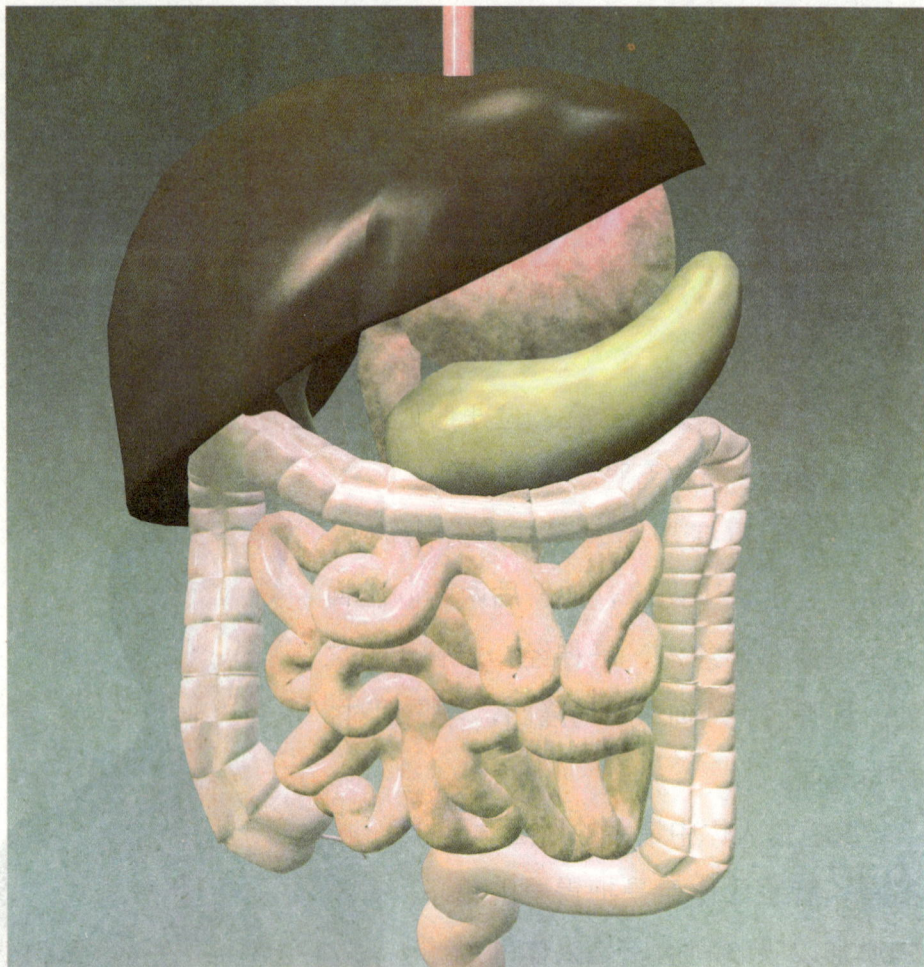

坏过多，可引起贫血。脾切除后，血内的异形衰老红细胞大量增多。

　　二是免疫功能。侵入血内的病原体，如细菌、疟原虫和血吸虫等，可引起脾内发生免疫应答，脾的体积和内部结构也发生变化。体液免疫时，淋巴小结增多增大，脾索内浆细胞增多。细胞免疫应答时则周围淋巴明显增厚。

　　三是造血功能。胚胎早期的脾有造血功能，但自骨髓开始造血后，脾渐变为一种淋巴器官，在抗原刺激下能产生大量淋巴细胞和浆细胞。但脾内仍含有少量造血干细胞，当机体严重缺血或某些病理状态下，脾可以恢复造血功能。

四是储血功能。人脾的储血能力较小，约可储血40毫升，主要储于血窦内。脾大时其储血量也增大，当机体需要血时，脾内平滑肌的收缩可将所储的血排入血循环，脾随即缩小。

吃酸味食物有助于助脾脏排毒。例如乌梅、醋，这是用来化解食物中毒素的最佳食品，可以增强肠胃的消化功能，使食物中的毒素在最短的时间内排出体外。同时酸味食物还具有健脾的功效，可以很好地起到抗毒食品的作用。

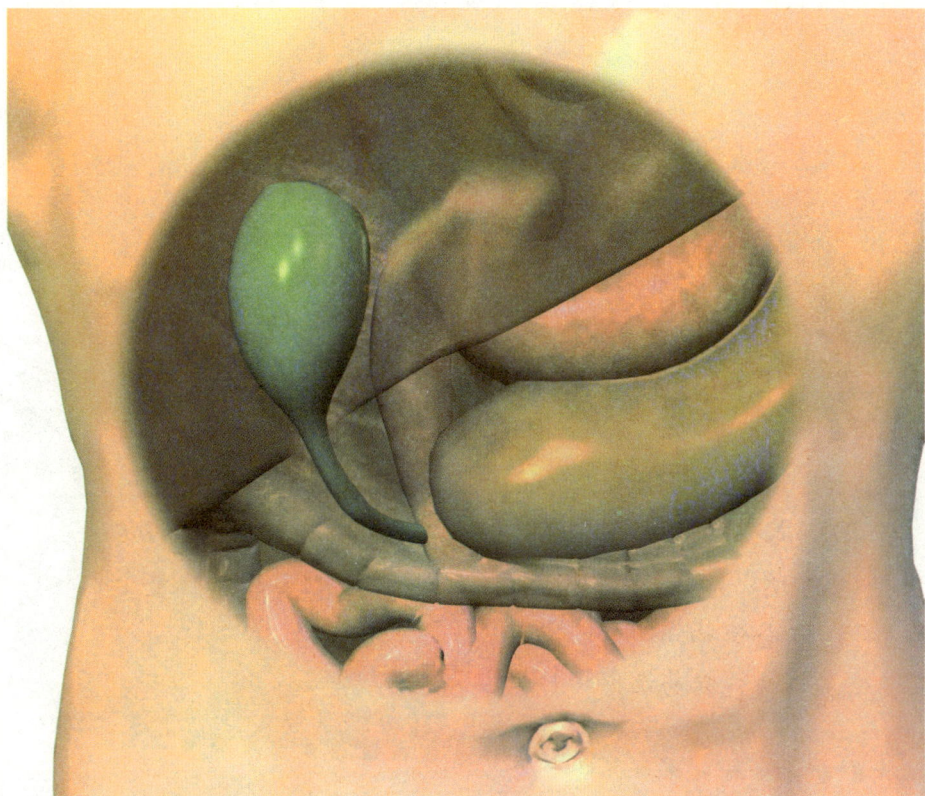

　　还可以按压脾脏排毒要穴来排毒。这是指商丘穴，位置在内踝前下方的凹陷中，用手指按揉该穴位，保持酸感即可，每次3分钟左右，两脚交替做。

　　另外，饭后走一走，适当运动一下可以帮助脾胃消化，加快毒素排出的速度，不过需要长期坚持，效果才会更好。

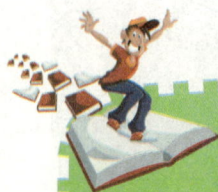

延　伸　阅　读

　　成人脾脏的功能在很大程度上可以被其他组织器官代替。所以，在脾脏肿大危及人体健康时，可以把它切除，这样会使病情好转。但如果是婴幼儿时期就把脾整个摘除，往往容易造成抵抗力下降。

肺的主要功能

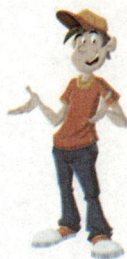

肺位于胸腔，覆盖在心脏的上面。肺的叶片是左面两片，右面三片，共有五片。肺与喉部、鼻腔相互连接，因此说喉是肺的门户。

中医上说的肺主气，管理呼吸，是指肺具有主持呼吸和一身之气的作用。肺是体内外气体交换的场所，人体通过肺从自然界吸入清新的空气，呼出体内的浊气，使体内外的气体不断交换，

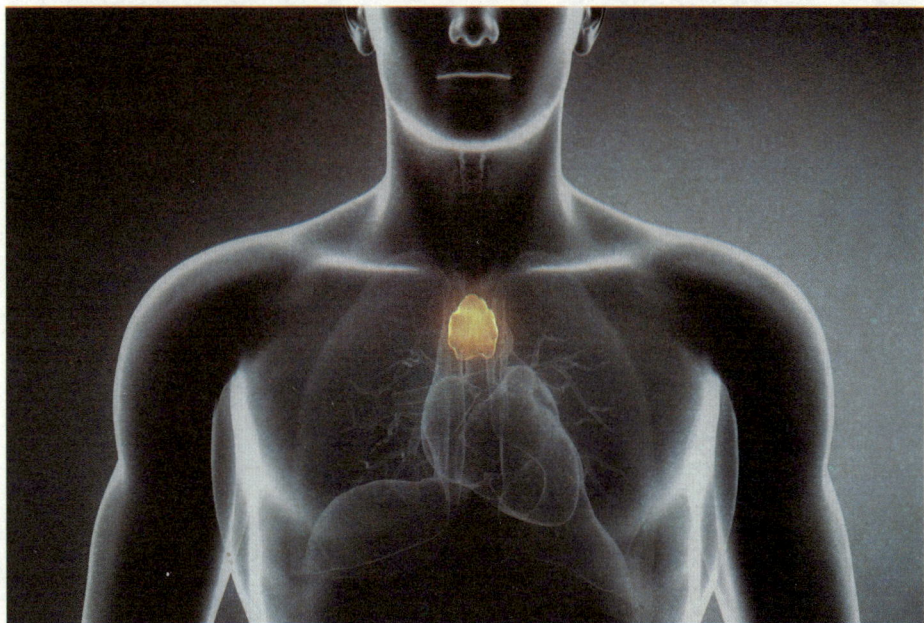

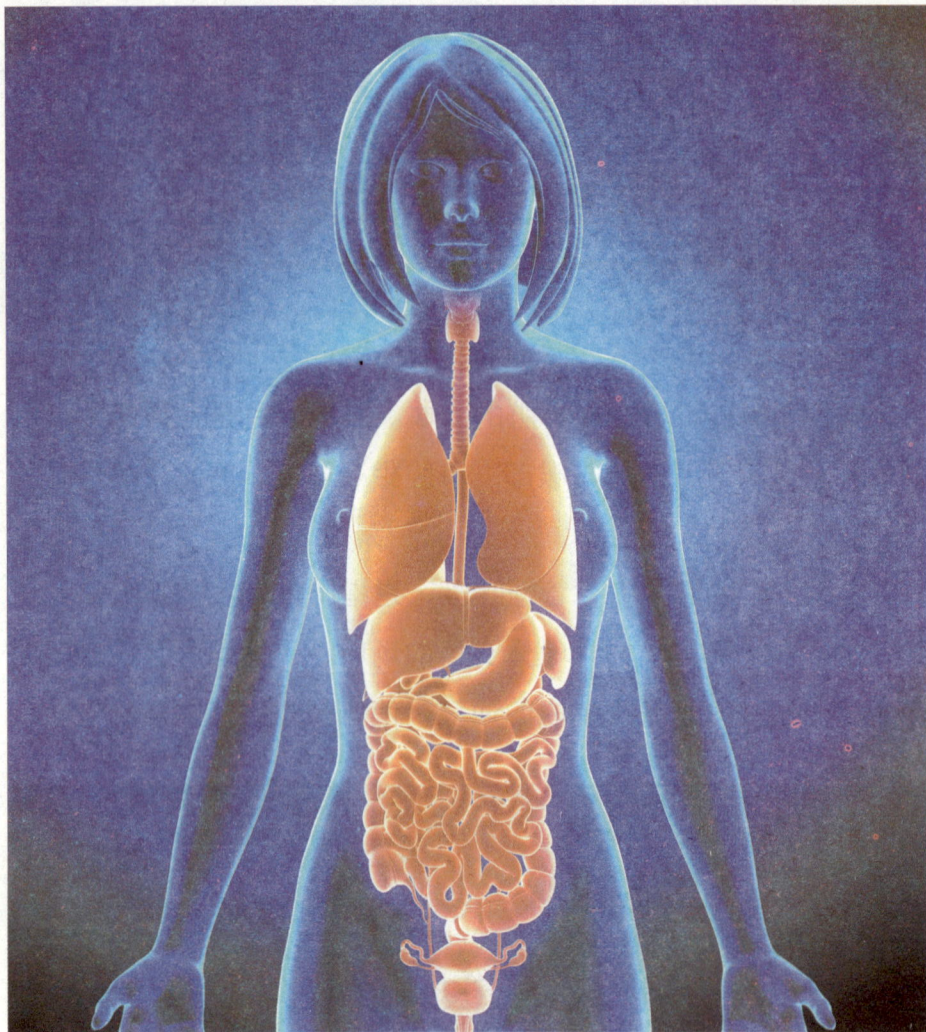

从而保证人体新陈代谢的正常进行。

　　肺吸入的清新空气在肺里面结合贯穿于心脉之中，使心血得以运行。肺主气不仅能辅助心脏运行血液，而且还主持和调节全身各脏腑组织器官，对全身的气机具有调节作用。

　　肺的这些功能对于体内津液代谢所具有的疏通和调节作用，主要表现在两个方面：

一是肺的宣发功能，主要调节汗液的排泄，使汗液的排出正常。

二是肺气可将体内的水液不断地向下输送，经肾和膀胱的气化作用，生成尿液而排出体外。这就是肺在调节津液代谢中所起的作用。

此外，肺还有调整全身血液的作用。空气通过经脉而聚会于肺内，并通过肺的呼吸，进行气体的交换，然后再疏通分布到全身。所以，血液的正常循行，有赖于肺气的正常分布和调节。

怎样保护肺我们的肺呢？

首先要拒绝吸烟。肺部的支气管中，分布着很多排列整齐的"毛刷子"，通过这些"毛刷子"进行一层一层的"净化"工

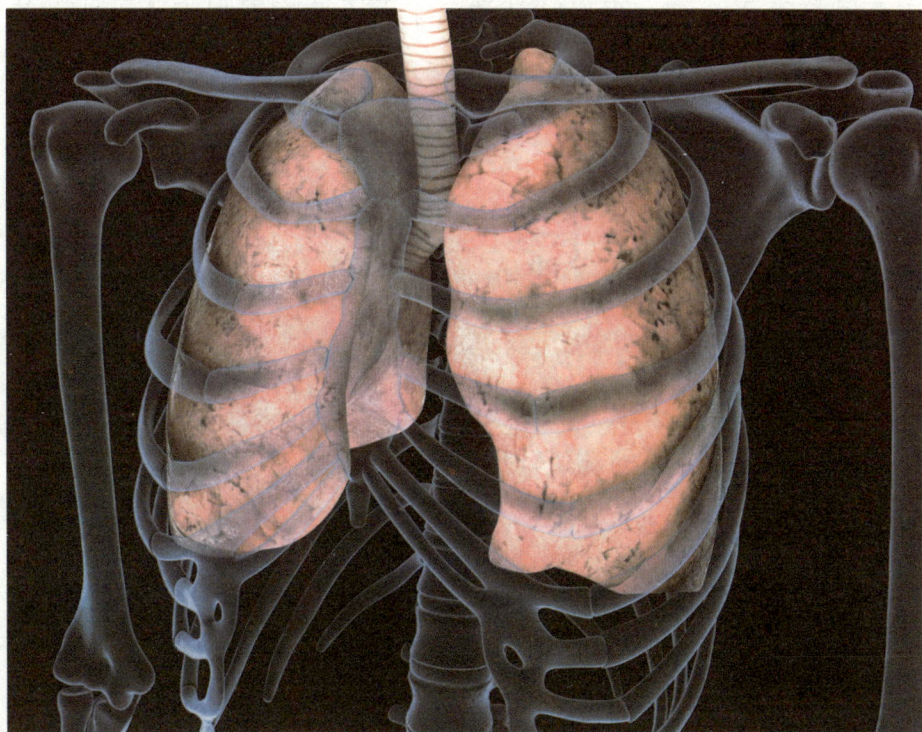

作，使我们吸入空气中的有害物质排出肺部，从而使肺泡纯净。

实验证明，烟能够使这些"毛刷子"停止工作。可以想象，如果每天"毛刷子"都停止工作一段时间，而我们每天又吸入各种有害气体，例如城市空气、工厂、汽车等排出的毒气，那么肺部在短时间必定受到伤害，如果不加以保护，可能恶变成肺癌。所以不能吸烟。

还有其他要注意的事项。要适当做有氧运动，少去污染严重的地方。人多而脏乱的地方也要少去，避免交叉呼吸。同时不要吸烟喝酒，只要是刺激性东西，都能伤害器官，不单单是肺！

此外少吃市场上补品。那些所谓的"补肺药物"没有几个是通过实验证明的。吃多了，就会有依赖性。同时，是药三分毒，中药同样有毒，这一点必须认清。千万不要抱着喝中药无所谓的想法。

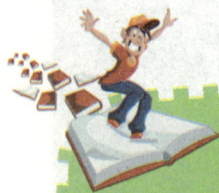

延 伸 阅 读

加强肺部保健，可以采取运动补肺的方式。一是以两手抱头顶，婉转回旋俯仰10次；二是用两手相叉头上，左右摇曳身子10遍；三是两手拍小腿前外侧10遍。在做运动时若能配合叩齿，效果更好，就是轻轻叩齿36次，不要出声。

肾的功能

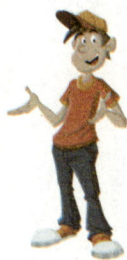

　　肾是我们脊椎动物的一个器官，属于泌尿系统的一部分。肾脏为成对的扁豆状器官，位于腹膜后脊柱两旁浅窝中。长10至12厘米、宽5至6厘米、厚3至4厘米、重120至150克；左肾较右肾稍大，肾纵轴上端向内、下端向外，因此两肾上极相距较近，下极较远，肾纵轴与脊柱所成角度为30度左右。

　　肾的功能是负责过滤血液中的杂质，维持体液和电解质的平衡，最后产生尿液经由后续管道排出体外，同时也具备内分泌的

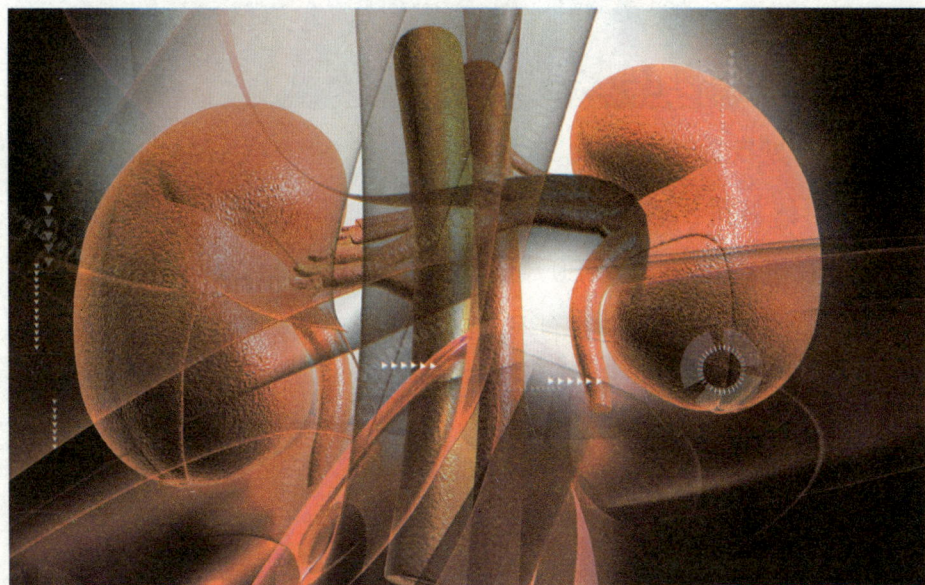

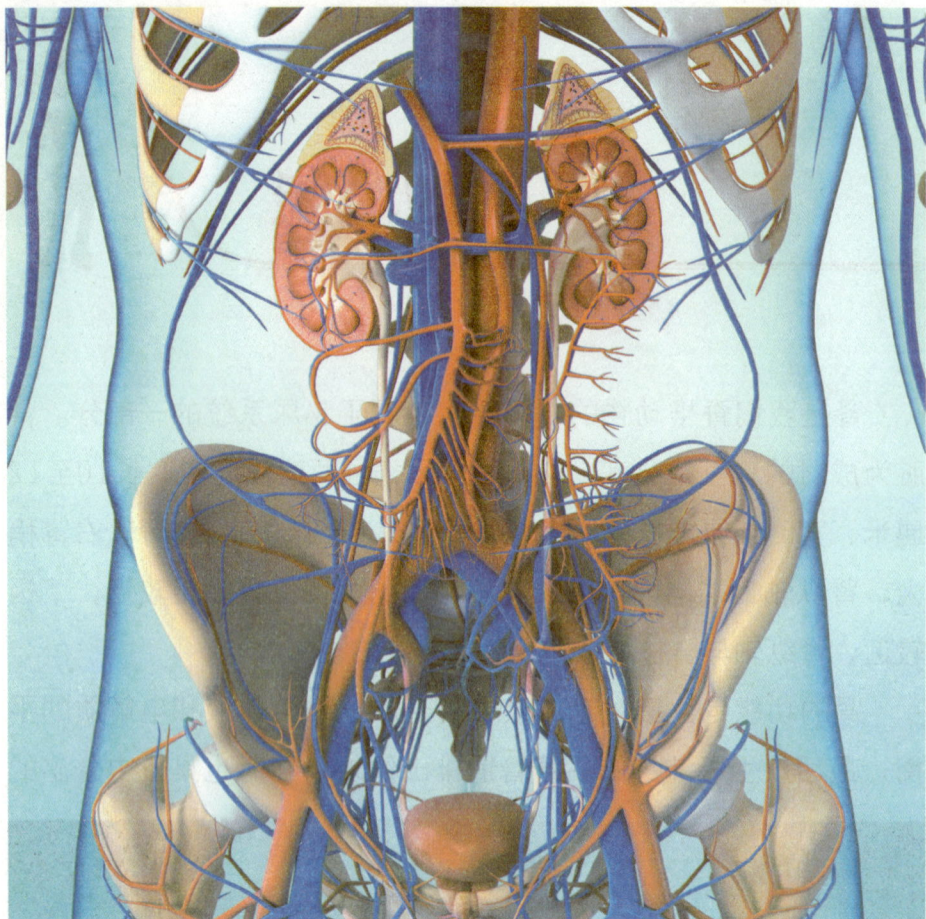

功能以及调节血压的功能。

分泌尿液排出废物。肾小球滤液每分钟约生成120毫升，一昼夜总滤液量约170升至180升。滤液经肾小管时，99%被回吸收，而肌酐、尿素、尿酸及其他代谢产物，经过选择，或部分吸收，或完全排出。肾小管还可分泌排出药物及毒物。

肾脏是通过排泄代谢废物，调节体液，分泌内分泌激素，以维持体内内环境稳定，使新陈代谢正常进行。

肾对我们人体很重要，要好好保护我们的肾脏哦。平时要注意多喝水，喝水少、尿排泄少的人容易发生肾结石，肾结石会影响肾功能。

还要多吃黑色食物，如木耳、香菇，可保证肾脏的新陈代谢，减少肾脏内多余水分的囤积。板栗也有补肾壮腰的功效，每天吃6个至7个就可以达到目的。

植物蛋白也要注意补充，饮食要清淡，不宜咸，少吃高蛋白质、高脂肪的食品，因为血脂高会引起肾血管硬化，导致肾功能损害。而摄取过量的蛋白质食物会加重肾脏负担。

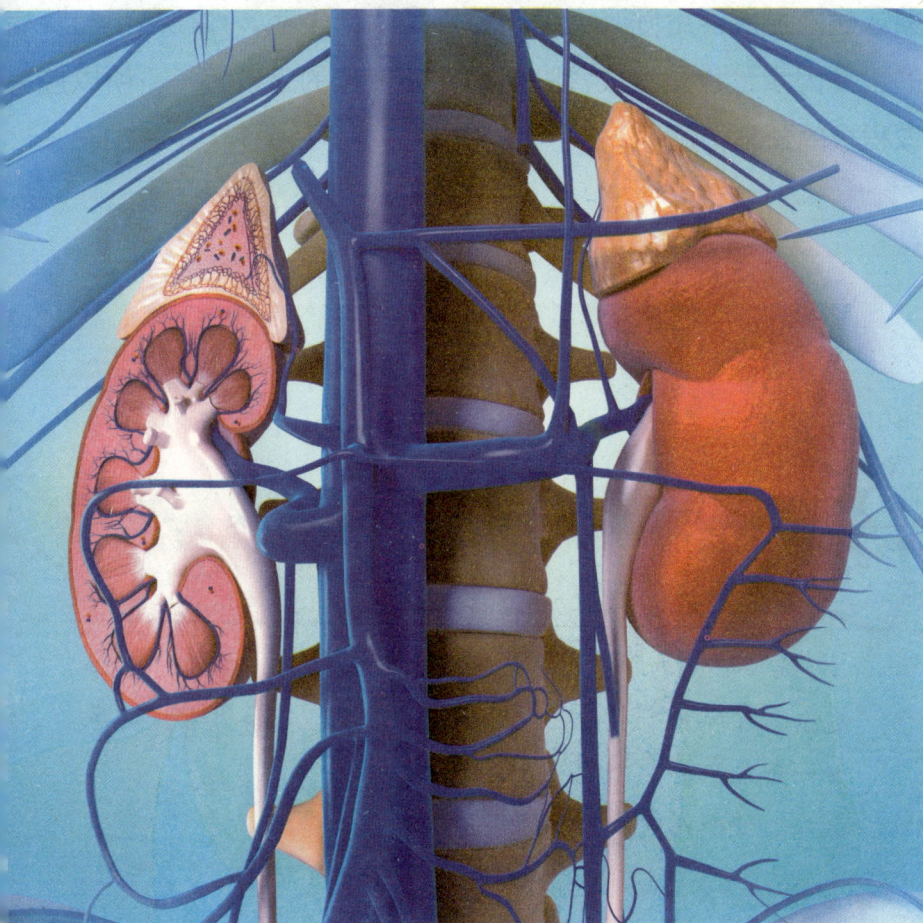

多吃豆腐和豆类食品，即使是肾病或慢性肾衰的患者，也可适当吃些豆类食品。因为植物蛋白有益于肾脏，特别是黄豆，含植物雌激素，具有保护肾脏的作用。另外，注意不要乱服用药物：最常见对肾脏损害的药包括各类止痛药，庆大霉素、卡那霉素、磺胺类等抗生素。糖尿病患者、老年人、轻微肾机能衰退者，更容易受到药物的毒害。排尿时留心观察排尿的形态，要保持小便通畅。

预防可能引发肾病的常见疾病：如上呼吸道感染、高血压、糖尿病、肥胖。上呼吸道感染特别是咽部炎症，往往是引起肾病的主要因素，也是造成肾脏疾病反复发作的因素之一，所以应采取积极的预防措施。

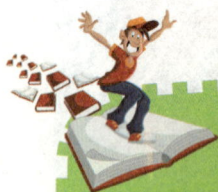

延 伸 阅 读

高血压对肾脏功能有损害，要定期做肾功能检查，有家族患肾脏病的病史，高血压、糖尿病及幼时得过肾炎者，都是慢性肾衰竭潜存的高危人群，因此本身有此类疾病时，更应定期检测肾功能，早期发现早期治疗。

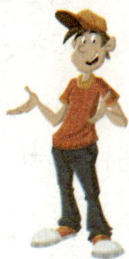

胆的作用

　　胆属于六腑之一，胆呈囊形，附于肝的短叶间，与肝相连。肝和胆又与经脉相互连接，互为表里。主要功能是贮存和排泄胆汁，并参与食物的消化。

　　胆的第一个功能是储存浓缩胆汁。胆汁，别称"精汁""清汁"，来源于肝脏。

　　那胆汁对我们有什么用呢？

　　胆汁中的胆盐有很多功用呢，能帮助人体消化和吸收脂肪，能刺激肠道的蠕动，抑制肠道细菌的生长，可促进胆固醇的溶解。磷脂又起着促进胆固醇溶解的作用，从而使胆汁保持

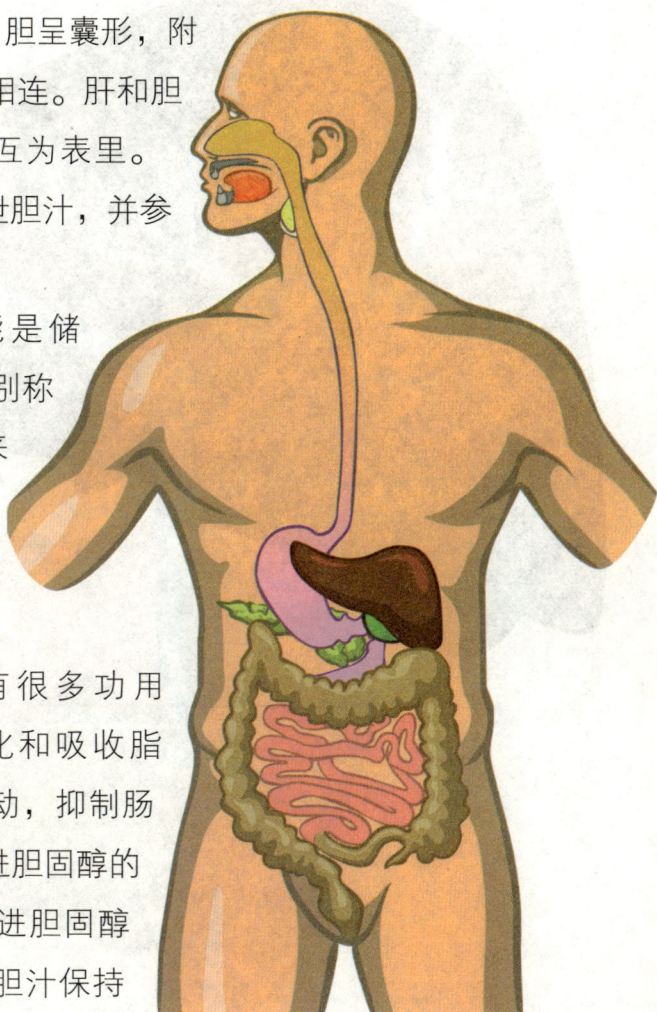

液体状态。胆汁的作用主要是通过胆盐和胆汁酸的作用发挥出来的。胆盐、胆固醇和卵磷脂等都可作为乳化剂乳化脂肪。

　　胆汁对促进脂溶性维生素的吸收也有重要意义。在十二指肠中胆汁可中和一部分胃酸。当胆道被阻塞，胆汁不能进入十二指肠时，脂肪的消化和吸收就会发生障碍，可引起脂肪痢。

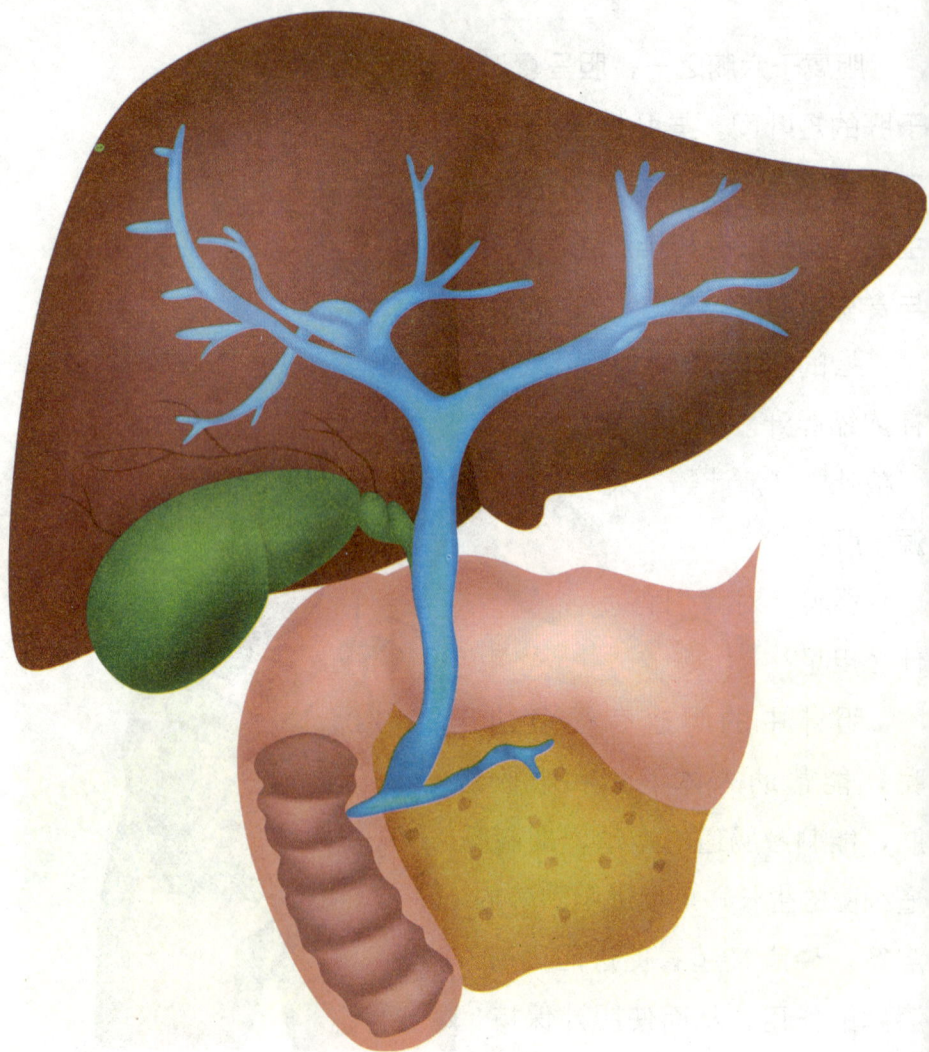

胆盐能抑制结肠对钠和水的吸收，如果小肠吸收胆盐发生障碍，大量胆盐进入结肠，常引起水泻。

胆汁能刺激肠管运动，所以胆汁缺乏会引起肠管运动减弱，使食物积滞在肠内。

胆有储存胆汁与排放胆汁的功能。胆汁为什么要排空呢？这是因为胆汁由肝脏产生，在胆囊中暂时储存。肝脏产生胆汁是持续的，胆囊的储存就像水库一样，截留储存，定时排放。当进食以后，尤其是进食脂肪类食物以后，需要胆汁配合消化，胆囊就会排放胆汁到消化道中，这就是定时排放胆汁的原因。

健康养生医家认为人体之中，胆属于离火。保养胆，一定不能忘记足少阳胆经的原穴丘墟，它是胆经风气生发的源头，擅长治疗肝胆方面的杂症，经常按揉刺激它，对与胆相关的诸多疾病有很好的防治作用，如目赤红痛、腋下肿、胸胁痛、腰胯痛、胆囊炎等。

丘墟位于足部外踝前下缘凹陷处，用手指按上去有微微的痛感。

处理丘墟穴的方法，常见的也有两种：

一是用手指按揉或按压两侧穴位，每天三五分钟。

二是穴位外敷法，先把何首乌粉放在穴位处，用折叠成小方

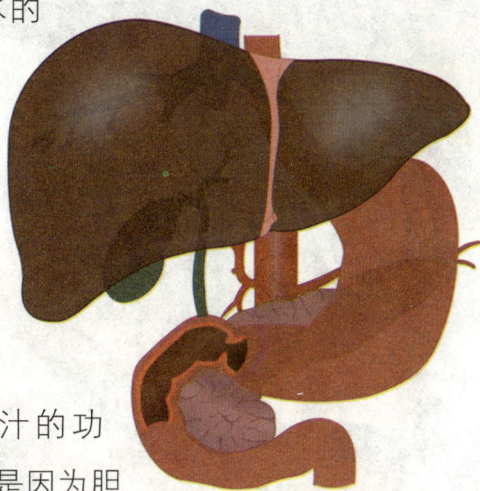

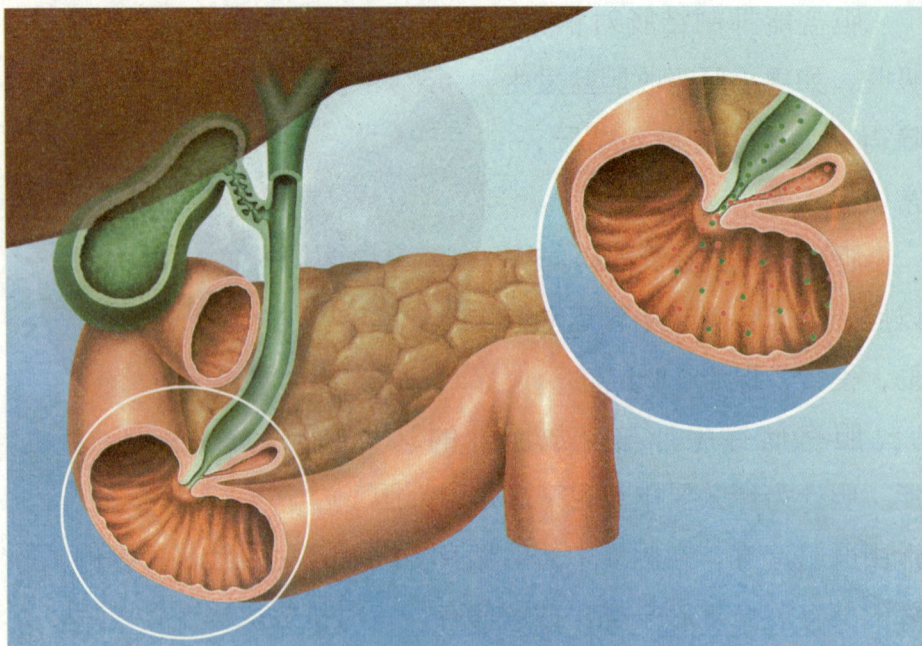

块的纱布覆盖在上面，再用医用胶布固定好，12小时后取下，隔天再贴一次。何首乌偏离火气，以偏离火气的药物补偏离火气的本穴，对健康养生效果特别好。

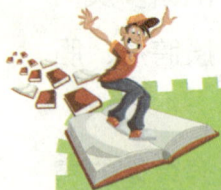

延 伸 阅 读

"肝胆相照"这一成语，比喻以真心相见。其实这在中医里也是有讲究的，肝和胆又有经脉相互络属，互为表里，只有肝经和胆经相表里，肝胆相照，一个人的健康才有保证。

胃的功能与特点

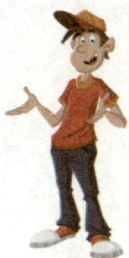

　　胃是人体的重要器官。位于膈下，上接食道，下通小肠。胃的上口为贲门，下口为幽门。胃在人体的胸骨剑突的下方，肚脐的上部，略偏左。

　　胃的生理功能是指胃在消化道中具有接受和容纳食物的作用。食物的摄入，先经口腔，由牙齿的咀嚼和舌的搅拌，再由喉咙吞咽，从食道进入胃中。

　　胃不仅是容纳食物，它还有主动摄入的功能。胃之所以能主动摄入，是依赖于胃气的作用，胃气使饮食下行，食物下行则胃空，胃空则能受饮食，因此使人产生食欲。饮食入口，经过食道，容纳于胃，胃被称为"水谷之海"。

　　胃对食物进行初步消化，形成食糜的作用过程。胃接受饮食

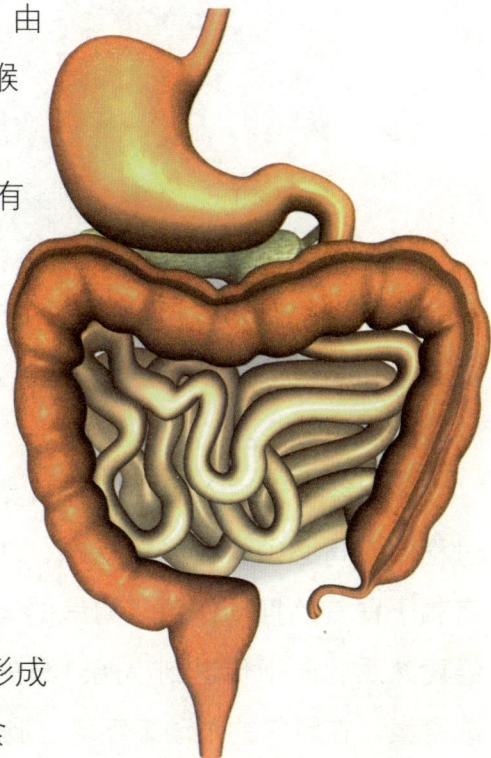

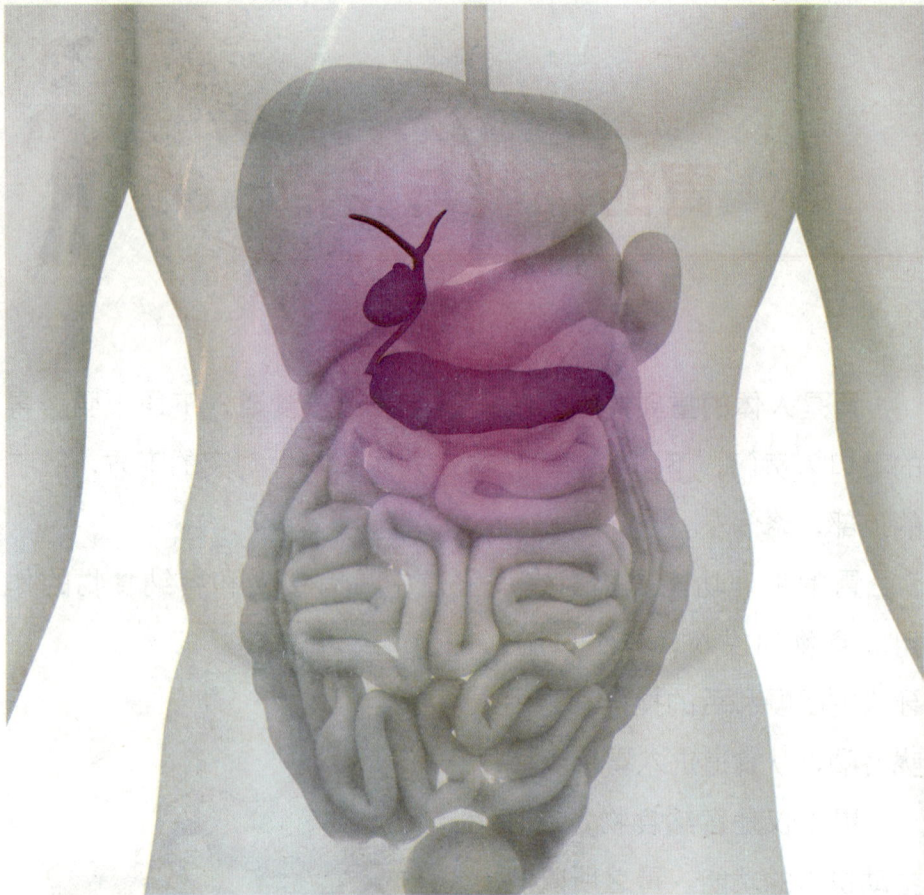

后，依靠胃的腐熟作用，进行初步消化，将饮食变成食糜，成为更易于转运吸收的状态。食糜传入小肠后，在脾的运化作用下，精微物质被吸收。

食物经食道进入胃中，经胃受纳腐熟后再下传小肠，在这一过程中，胃必须保持畅通状态，才能使食物的运行畅通无阻，这有赖于胃气的推动作用。胃气的运动特点是"降"，才能使食物经腐熟后，向下传送到小肠。总的来说，是食物在胃中初步消化成食糜，在胃气的推动下下降到肠道。

　　胃的消化生理功能，除胃气的推动、温化作用外，还需要胃液的濡润滋养，其功能才能正常，也就是说食物在胃里经过长时间浸泡，营养成分才能被吸收。若胃液不足，会导致消化不良等症。

　　了解了胃的功能和特点，我们就知道如何使我们的胃保持健康。从生活作息上，最起码一天三顿要定时定量，最好给自己设定一个时间表，然后严格遵守。

　　人们常说的胃病，一般是指胃炎和胃、十二指肠溃疡病。胃炎是胃黏膜炎症的总称。经常发生于40至50岁之间，男性多于女

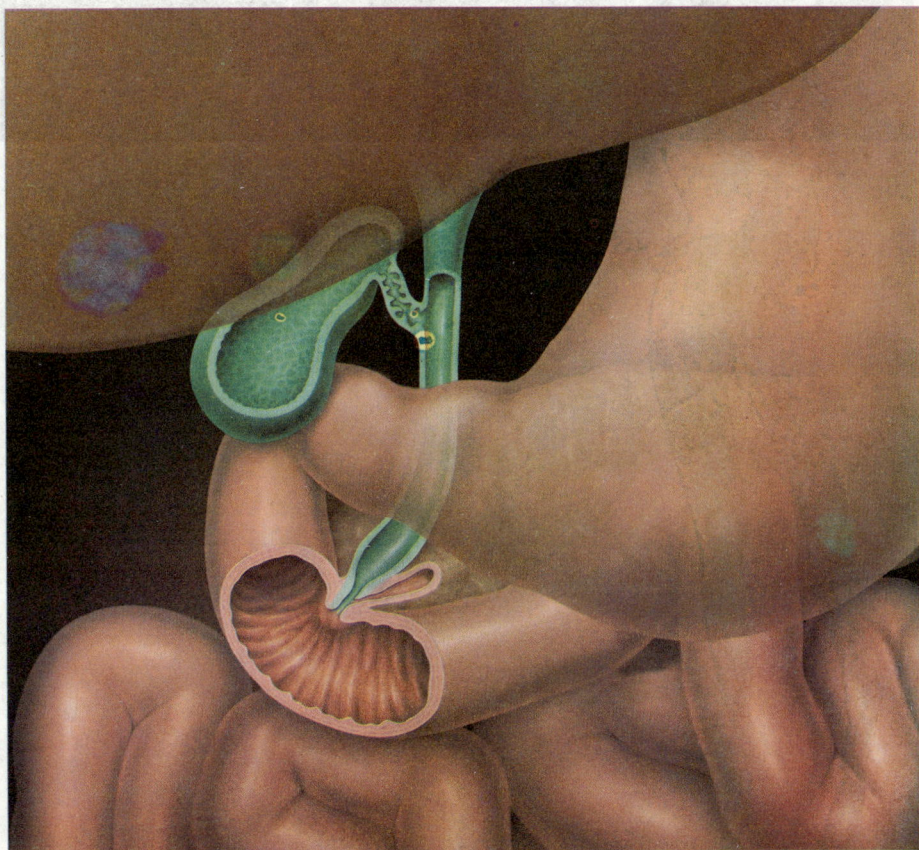

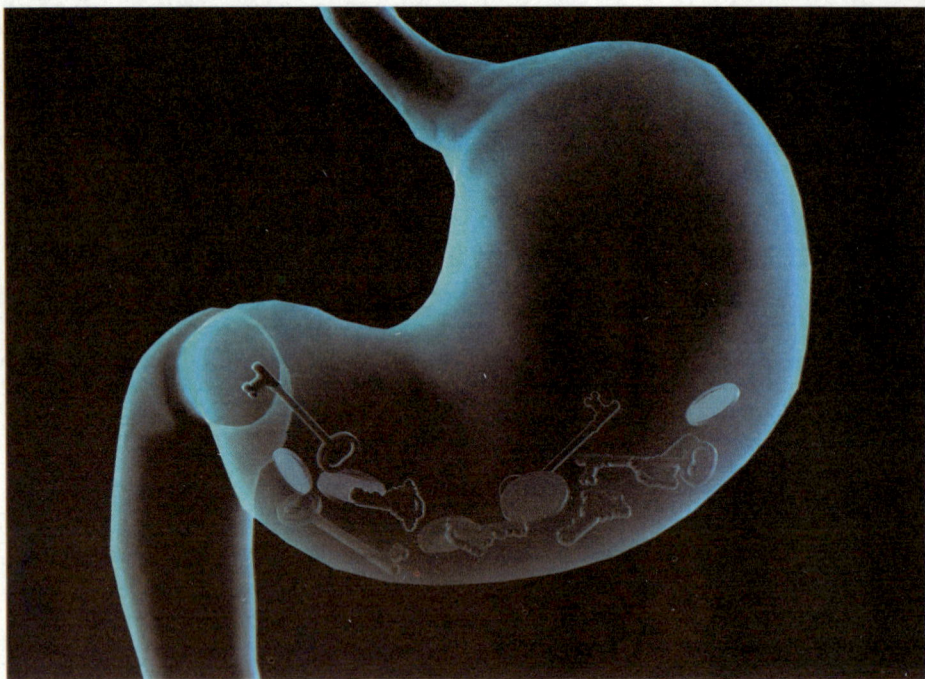

性。引起胃病的原因有很多，遗传、环境、饮食、药物、细菌感染等以及吸烟、过度酗酒都可引起。

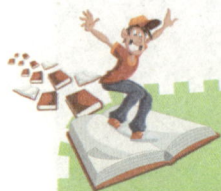

延 伸 阅 读

养胃食物：小米，暖胃、安神；南瓜，性温、味甘、有解毒作用。南瓜内含有维生素和果胶，果胶有很好的吸附性，能黏结和消除胃内细菌毒素和其他有害物质，如重金属中的铅、汞和放射性元素，能起到解毒作用。

十二指肠的作用

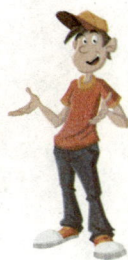

食物被人吃进去后，首先来到胃里，经过在这里的初步加工后，直接就会送给小肠，小肠是人体消化道中最长的一段，有五六米长，它又是消化道中最重要的一段，人体所需要的营养物质主要是依靠它来吸收的。

小肠的最上端就是十二指肠，它是胃与肠管的交接部分。它长约25厘米至30厘米，相当于12根手指头并列排起来那么长，所

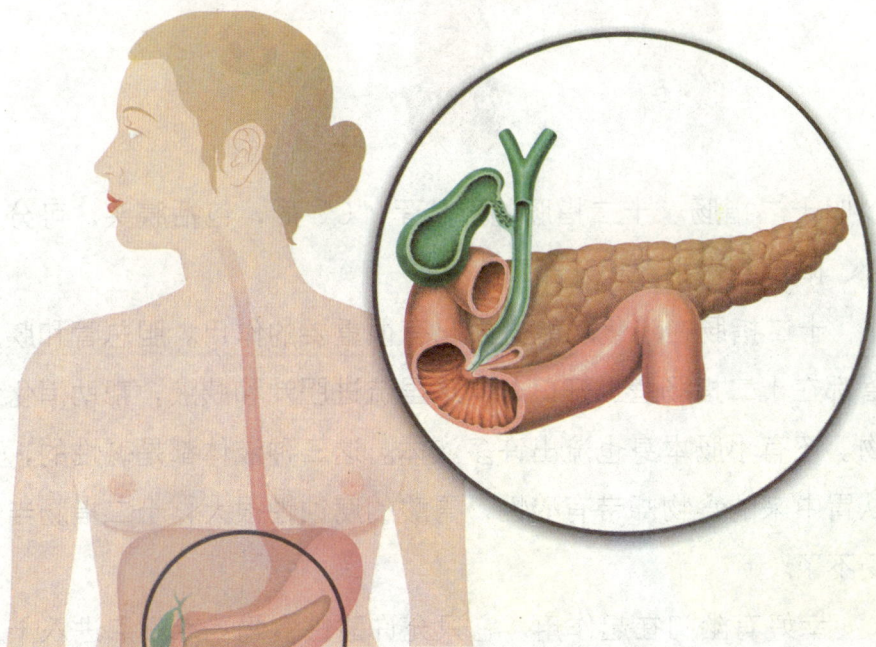

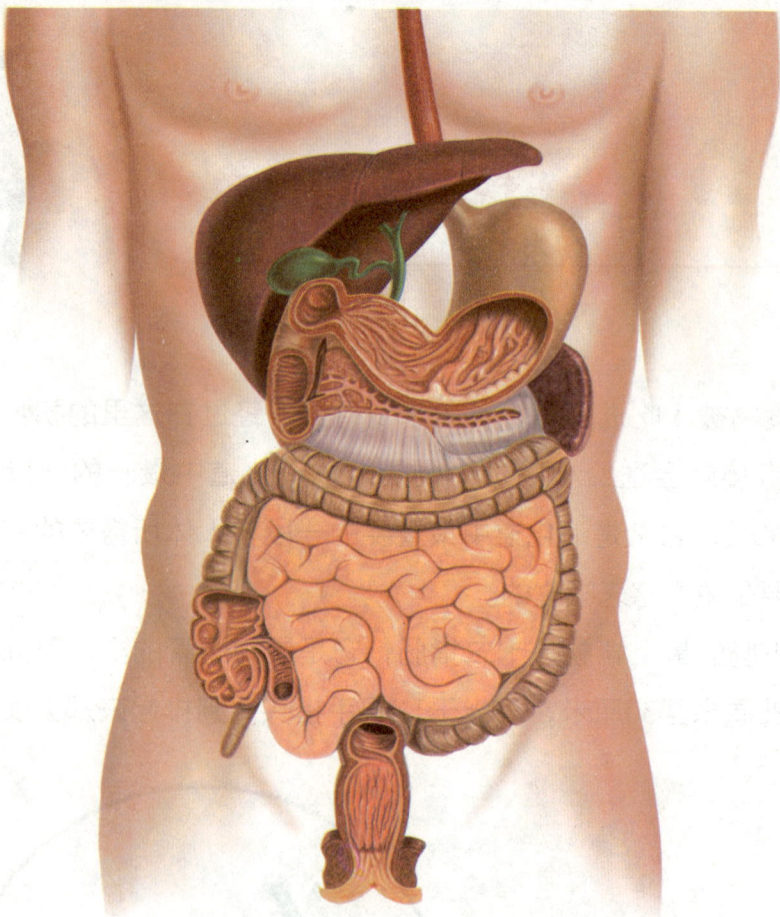

以叫十二指肠。十二指肠的形状呈"C"形，包括胰头，可分上部、降部、水平部和升部四部分。

十二指肠在消化功能方面起有很重要的作用。胆总管和胰腺管都在十二指肠壁上开口，向这里流进胆汁和胰液，帮助消化食物。还有小肠本身也流出许多液体。这三种液体都是碱性的，而从胃中来的食物却带有酸性，胃酸的腐蚀性很大，十二指肠当然受不了。

幸好有幽门在起作用，它只允许酸性食物一点一点进入十二指肠，它们一遇到这里的碱性液体，立刻就会得到中和，因而不会对十二指肠受到损害。

不过，据统计，将近有70％的胃溃疡都发生在十二指肠这个部位，这很可能是由于它接触胃酸的机会比较多的缘故。

既然十二指肠的作用这么重要，那么它肯定是不可缺少的。

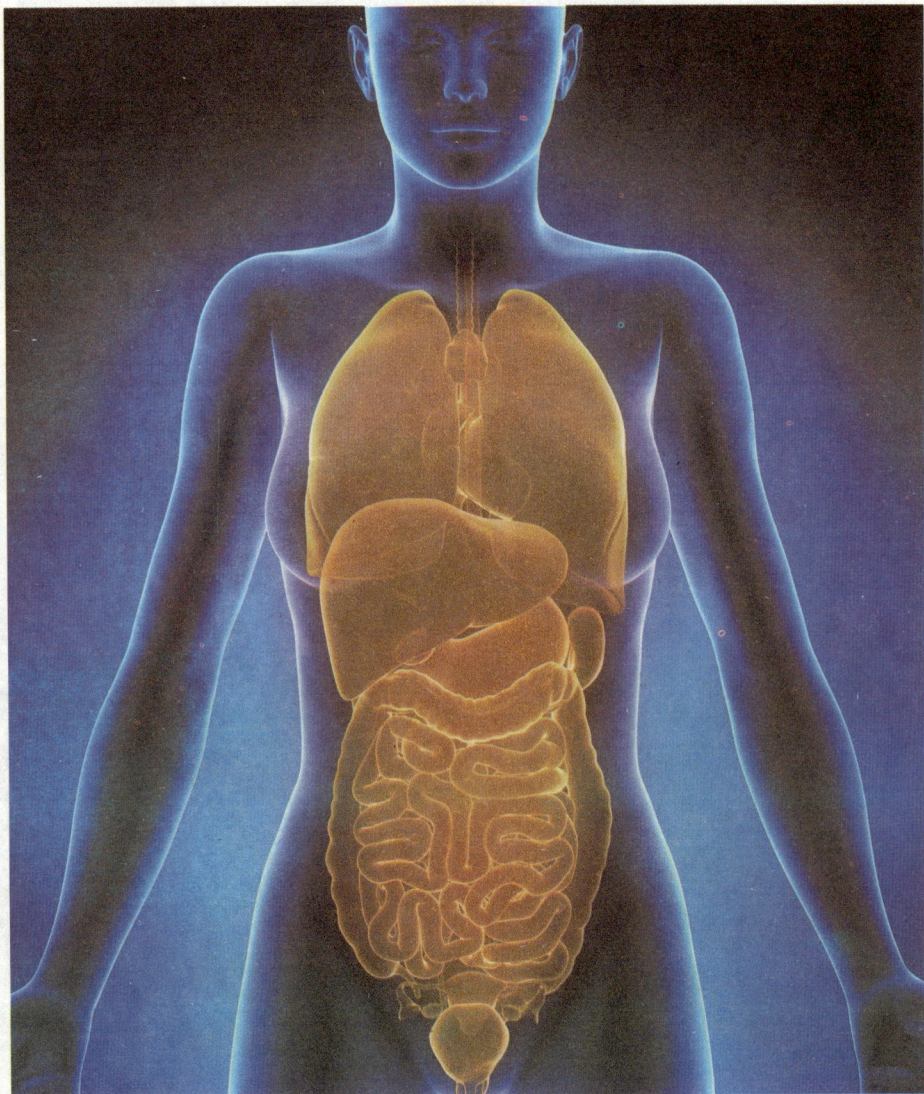

动物实验也证明，把动物的十二指肠全部切除后，它们不久就会死去。即使手术后能活上十多天，也会因食欲减退，体温下降而死亡。

但如果将十二指肠保留四五厘米长，动物就不会死亡。即使不让食物经过十二指肠，即不让十二指肠参与消化，动物也能活得很好。由此可见，十二指肠的功能不止是参与消化。

十二指肠对我们身体很重要，但它和胃一样容易发生溃疡。其诱发因素包括情绪波动、过度劳累、饮食失调、吸烟、酗酒、某些药物的不良作用等。

十二指肠溃疡的典型表现为饥饿不适、饱胀嗳气、泛酸或餐后定时的慢性中上腹疼痛，严重时可有黑便与呕血。

一般经药物治疗后，症状缓解或消失。如无效，应进一步做X射线钡餐及胃镜检查，以排除穿孔、梗阻或恶变的可能性。

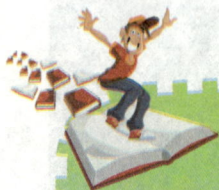

延 伸 阅 读

如果得了十二指肠溃疡，要注意规律进餐，可以少量多次，并避免粗糙、过冷、过热和刺激性大的饮食，如辛辣食物、浓茶、咖啡等。还要戒烟限酒，缓解精神紧张，并使用合适的药物尽快消除溃疡面。

耳朵的功能

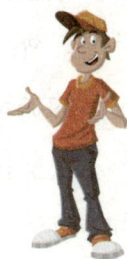

耳包括外耳、中耳和内耳三部分。听觉感受器和位觉感受器位于内耳，因此耳又叫位听器。也有人将外耳和中耳列为位听器的附属器。外耳包括耳廓和外耳道两部分。另有一种分法，外耳还包括鼓膜。

耳朵为什么能听到声音呢？原来，耳朵里面有个叫鼓膜的东

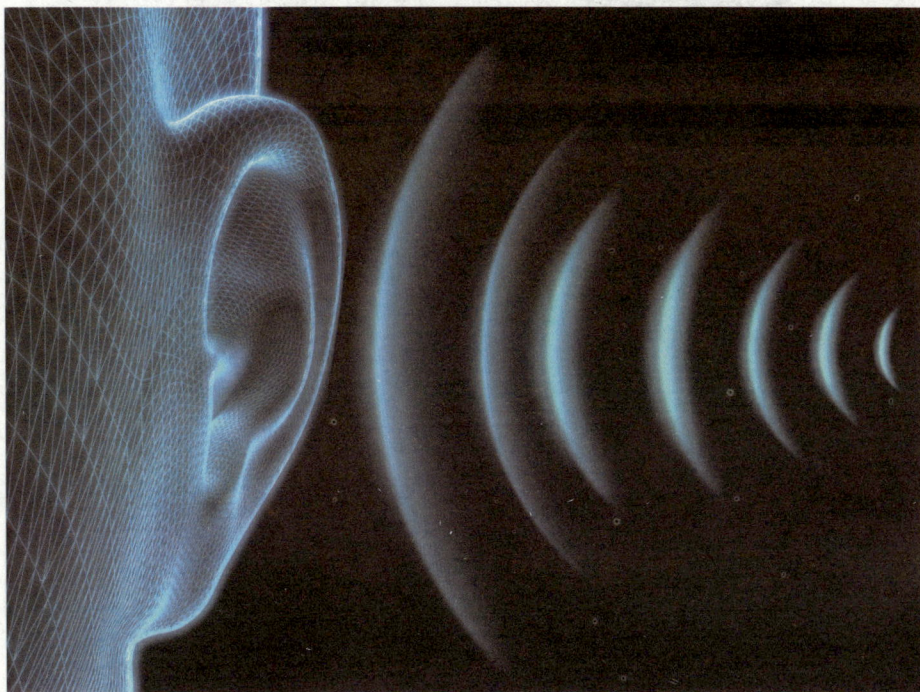

西，鼓膜为半透明的薄膜，呈浅漏斗状，凹面向外，边缘固定在骨上。外耳道与中耳以它为界。经过外耳道传来的声波，能引起鼓膜的振动。

鼓室位于鼓膜和内耳之间，是一个含有气体的小腔，容积约为一立方厘米。鼓室是中耳的主要组成部分。鼓膜的振动可以通过听骨链传到前庭窗，引起内耳里淋巴的振动。

鼓膜内、外的气压维持平衡，鼓膜才能很好的振动。鼓室内气压高，鼓膜将向外凸；鼓室内气压低，鼓膜将向内凹陷，这两

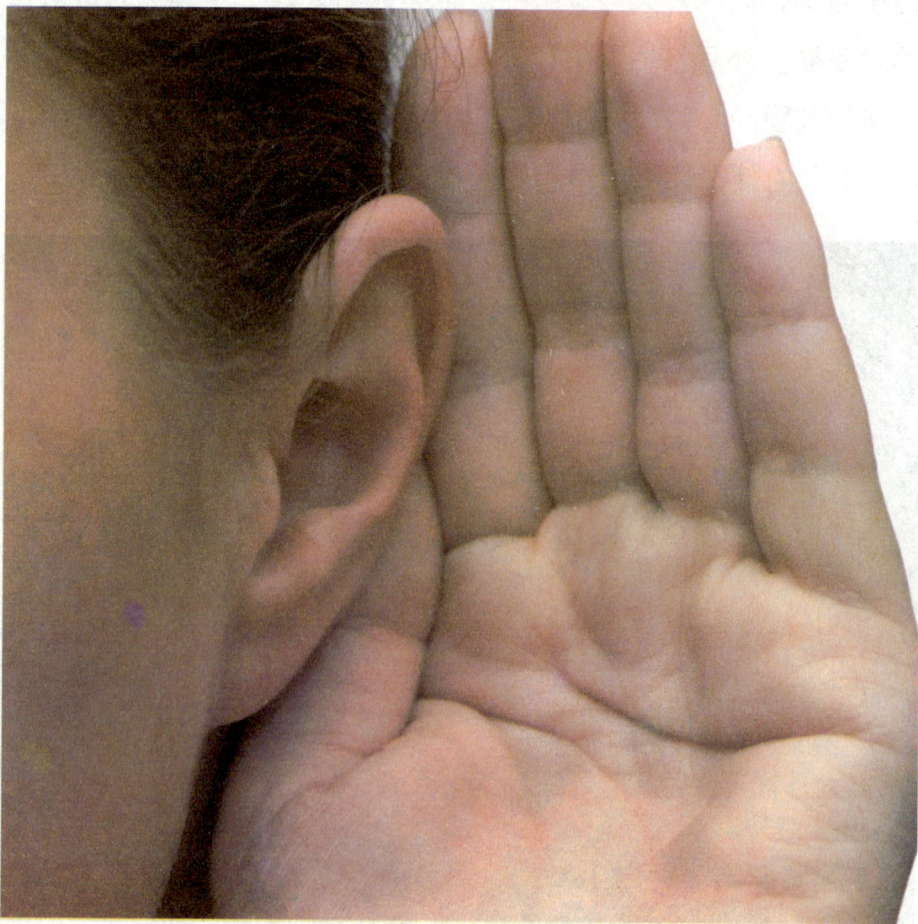

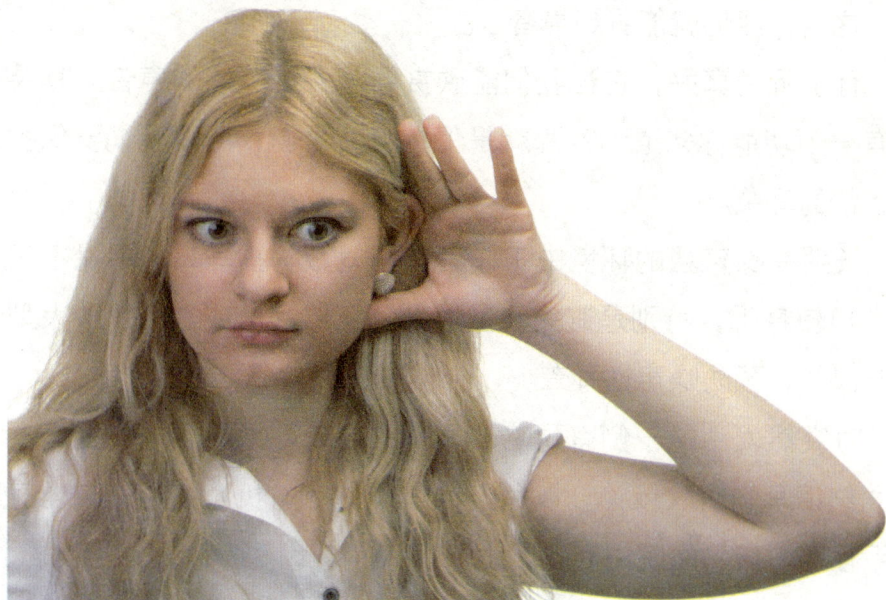

种情况都会影响鼓膜的正常振动，影响声波的传导。

人们乘坐飞机，当飞机上升或下降时，气压急剧降低或升高，因咽鼓管口未开，鼓室内气压相对增高或降低，就会使鼓膜外凸或内陷，因而使人感到耳痛或耳闷。此时，如果主动做吞咽动作，咽鼓管口开放，就可以平衡鼓膜内外的气压，使上述症状得到缓解。

那么听觉是怎样形成的呢？

人类听觉很灵敏，从每秒振动16次至20000次的声波都能听到。当外界声音由耳廓收集以后，从外耳道传到鼓膜，引起鼓膜振动。鼓膜振动的频率和声波的振动频率完全一致。声音越响，鼓膜的振动幅度也越大。

鼓膜加强了振动力量，起到了扩音的作用。听觉感受器兴奋后所产生的神经冲动，神经传到大脑皮层的听觉中枢，产生听觉。这样，我们就能听到声音了。

有了听觉真好，它让我们能欣赏到了各种美妙的声音。耳朵还有一个功能你知道吗？那就是保持身体平衡！所以我们要保护好我们的耳朵。

长期在噪声强的环境中工作者，应佩戴防护耳罩；尽量不用或少用随身听，特别是避免音量过大；还要远离或避免燃放大型烟花爆竹，预防噪声性耳聋。

对突然发生的一侧有耳鸣、耳聋的现象，绝不可掉以轻心，应立刻请耳科医生就诊，以免延误最佳治疗时机。如果耳道内有耳垢栓塞，应到医院由专业医生取出。

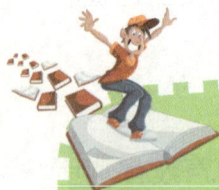

延 伸 阅 读

按摩耳朵保健法：按摩耳廓，以掌心前后摩擦耳廓正反面十余次，这样可以对全身起到保健作用。上下提拉耳朵：用拇指、食指先向上提拉耳顶端十余次，此法对情绪急躁或身有病痛的人有镇静、止痛、退热、清脑的功效。

眉毛的作用

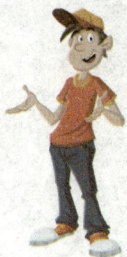

　　人们常说，眼睛是心灵的窗户，那么，我们就可以把眉毛看成是窗帘；眼睛是人生的一幅画，那眉毛就是画框。

　　长在眼睛上方的眉毛，在面部占有重要的位置，能丰富人的面部表情，双眉的舒展、收拢、扬起、下垂可反映出人的喜、怒、哀、乐等复杂的内心活动。

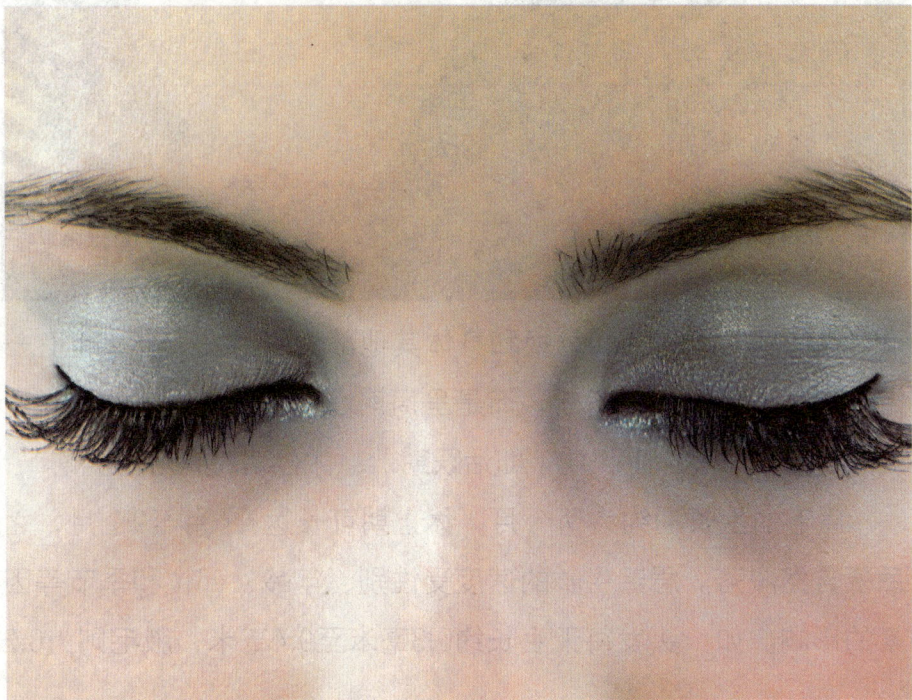

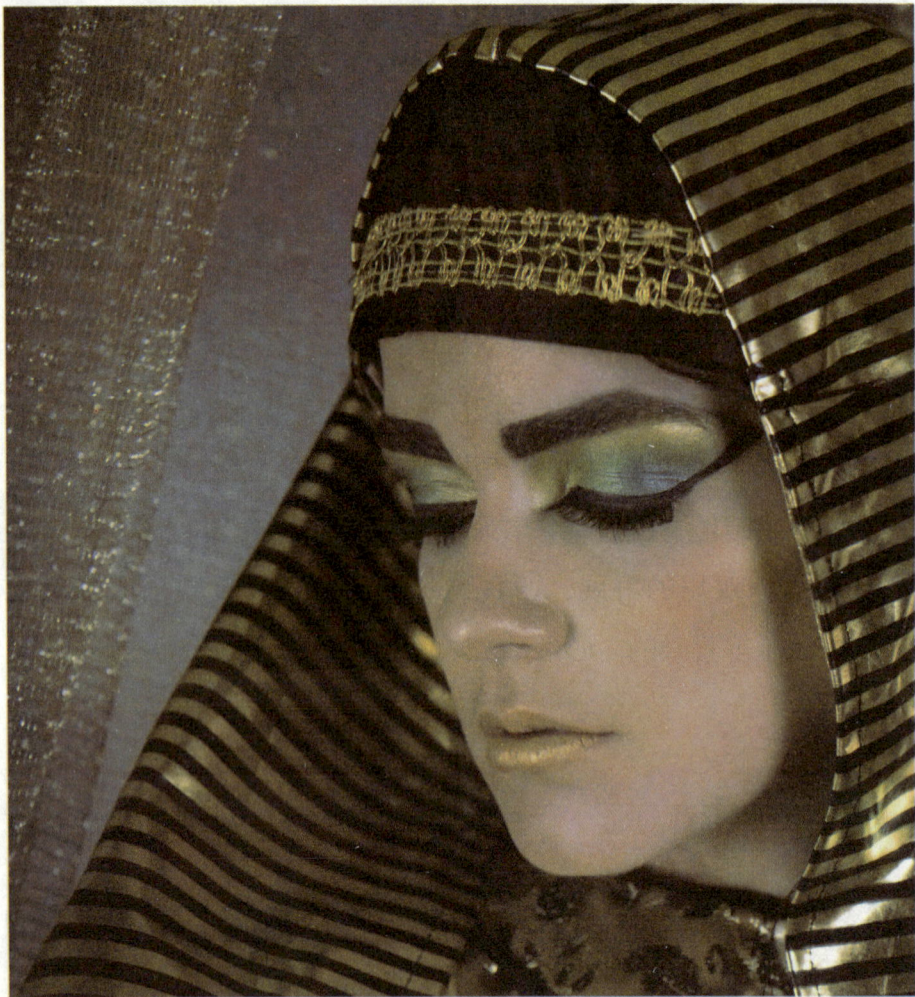

　　我们眉毛的生长和替换和身体其他部位的毛发一样，也有一定的规律，并非连续不断，而是呈周期性变化的。毛发的生长周期分为三个阶段：生长期（即活跃期）、休止期、脱落期。

　　眉毛的生长期约为两个月，休止期可长达3个月至9个月，之后便自然脱落。眉毛生长的速度受性别、年龄、部位和季节等因素的影响。如：头发每天生长约0.3毫米至0.4毫米，腋毛则为0.2

毫米至0.38毫米，眉毛则大约生长0.2毫米。

眉毛有什么作用呢？

眉毛可以保护眼睛。眉毛是眼睛的屏障，能防止雨水和汗水的侵蚀。眉毛在眼睛上边形成一道防护栏，刮风时，它可以阻挡灰尘；下小雨时，它挡住雨水，不让雨水流进眼睛里。夏天，额头上出很多汗，但是汗珠不会流进眼里，这也是眉毛的功劳。

眉毛和头发一样，与我们的生理机制紧密不可分。

其实，我们的皮肤天天都有新的细胞产生，而头上长有很多头发，这些死掉的细胞粘到发根上不易脱落，就形成了皮屑，这些皮屑是新陈代谢的产物。眉毛也是一样会产生皮屑的，只是因为很短，加上天天洗脸，所以上面的皮屑不易被发现而已。

眉毛是眼睛的框架，它为面部表情增加力度，对面部起到决定性的作用，即便你没有化妆，只要你的眉毛经过很好的修整，整个面部

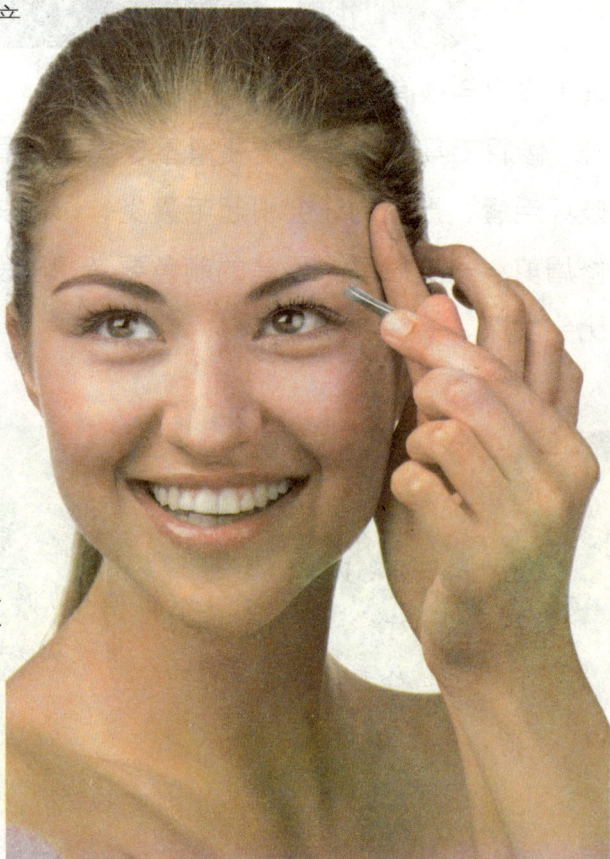

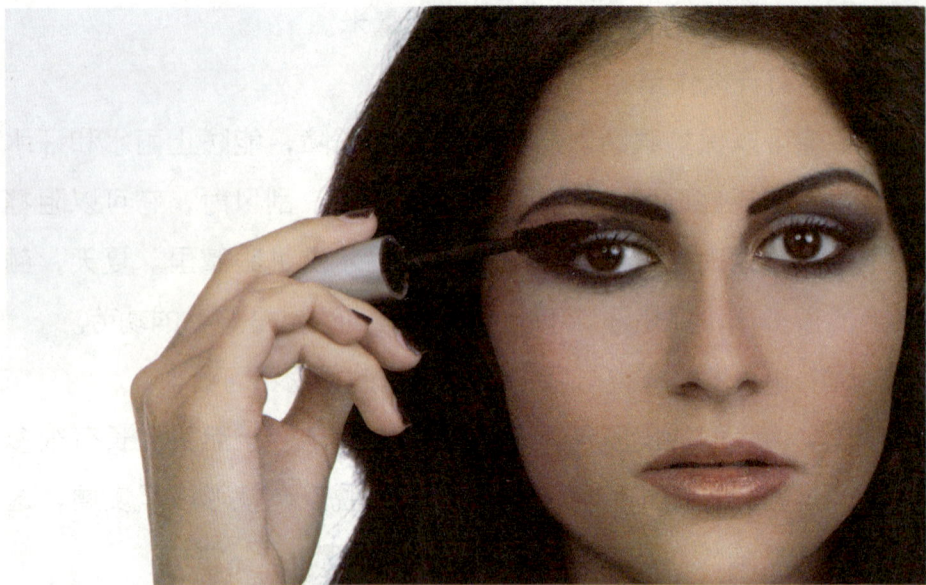

看上去也会很有型。

　　修眉工具的选择一定要慎重，眉刀比眉镊好。因为拔眉时会破坏毛囊，严重的还会引起毛囊炎，影响美观。另外要准备一把修眉剪、一支眉笔。眉笔的颜色要考虑与发色相配，原则是不要比头发深。

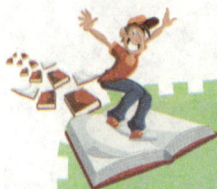

延　伸　阅　读

　　好的眉毛标准：从中等距离来看，眉形比较柔和、秀气，两侧对称均匀，与整个面部相协调，如同画的眉毛一样。在近处看，真实自然，无呆板及生硬感，眉形清新整洁。

睫毛的用处

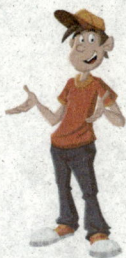

　　睫毛生长于睑缘前唇，排列成2行至3行，短而弯曲。上睑睫毛多而长，通常有100根至150根，长度平均为8毫米至12毫米，稍向前上方弯曲生长。当闭眼时，上下睫毛并不交织。上下睑中央部睫毛较长而多，内眼角处最短。

　　睫毛毛囊神经丰富，故睫毛很敏感，触动睫毛可引起瞬目反应。毛囊周围有汗腺及皮脂腺，它们的排泄管开口于睫毛毛囊

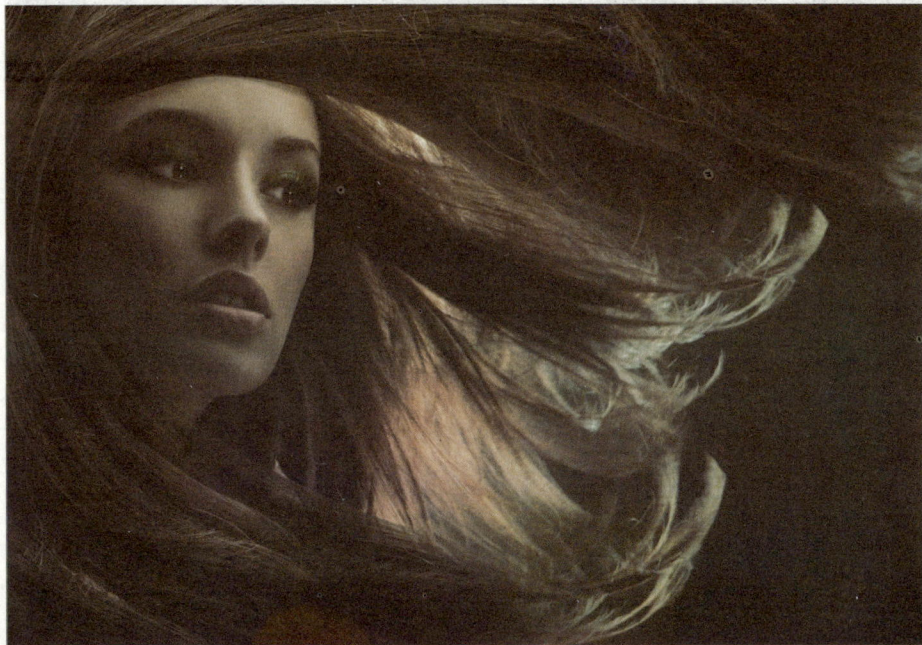

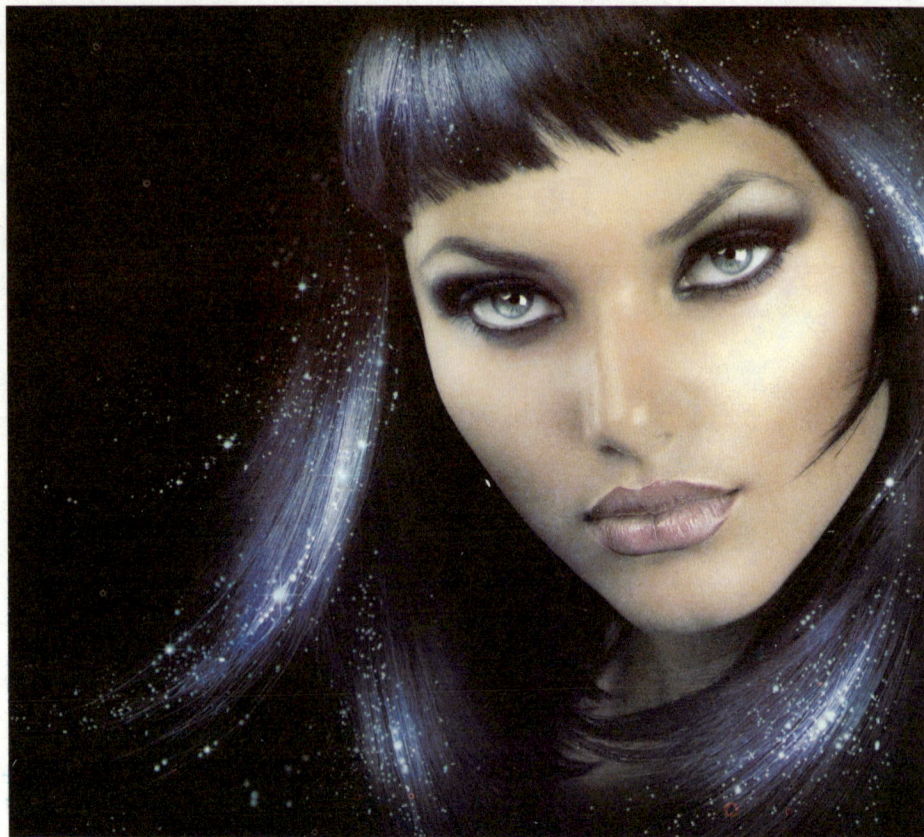

中。睫毛的颜色一般较头发深。

睫毛有什么作用呢？

一是睫毛有保护作用。上下睑缘睫毛似排排卫士，排列在睑裂边缘。睫毛是眼睛的第二道防线。任何东西接近眼睛，首先要碰到睫毛，从而立即引起闭眼反射，保护眼球不受外来的侵犯。睫毛有遮光，防止灰尘、异物、汗水进入眼内，和眼睑一起对角膜、眼球进行保护的作用。睫毛还能防止紫外线对眼睛的损害。

二是睫毛有美化作用。细长、弯曲、乌黑、闪动而富有活力的睫毛对眼型美，以致整个容貌美都具有重要的作用。睫毛排列呈半弧形。睫毛可衬托显示眼睛的轮廓，增添眼睛的神韵。上睑睫毛比下睑睫毛长而且密。

睫毛以黑亮、微向上翘者为美，它是人类，尤其是女性面部重要修饰部位之一。因此，人们常采用涂睫毛油、卷睫毛及重睑术等方法美化上睫毛。下睑睫毛短而稀疏，并向下弯曲。有时也可通过画眼线或文眼线等手段来弥补睫毛疏淡的不足，从而更好地显示眼睛的轮廓。

睫毛的常见病是倒睫症。这种疾病特征是睫毛向后方生长，以致触及眼球的不正常状况。倒睫是儿童、青少年以及老年人中比较常见的外眼病，主要是睫毛的生长方向发生异常。

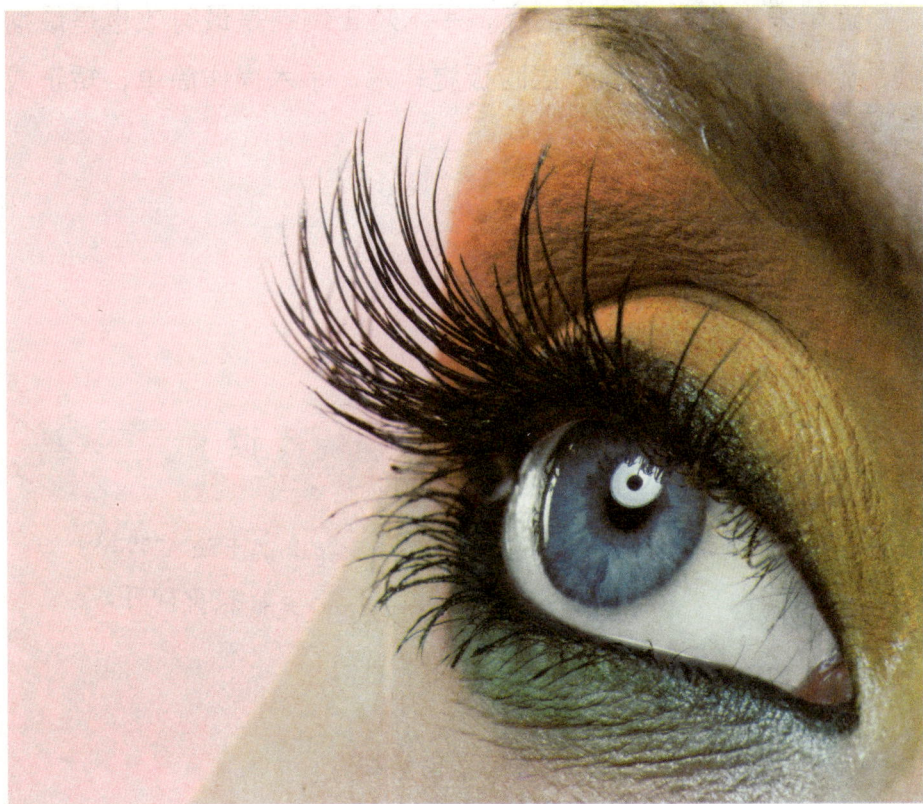

生长方向异常的睫毛，尤其是倒向角膜表面生长的睫毛，不但经常摩擦角膜上皮，引起异物感，怕光，流泪等症状，还会引起眼球充血、结膜炎、角膜上皮脱落、角膜炎、角膜血管翳、角膜溃疡、角膜白斑，进而影响视力。如果发生这种疾病，要及时治疗。

治疗方法：拔除睫毛。这是一种简单而价廉的方法，如果因某些原因而不能进行倒睫手术，这是一种有效的治疗措施。还可以做电解毛囊的小手术，这是一种相对简单但需要合适设备的方法；另外冷冻拔除睫毛，同电解毛囊一样，也是比较简单易行的。

近年来人们采用手术治疗，手术矫正倒睫是最有效也是最彻底的治疗方法。特别是双层睑板旋转术，手术操作简单，矫正成功率高。

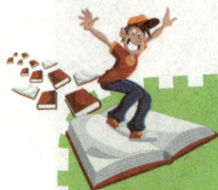

延 伸 阅 读

介绍一种睫毛增长妙法。在维生素E中调上适量的橄榄油，用睫毛刷轻轻地蘸一点儿，涂在睫毛的根部即可。每天早晚各涂一次，这个方法很管用的。

眼睛的功能

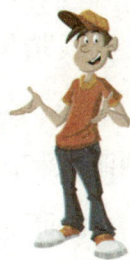

人的眼睛，就像是一部使用方便的照相机。我们用眼睛可以看到外界所有事物，喜欢看什么就可以看什么。不论是近处还是远处，都可以看得清楚。

眼睛是一个可以感知光线的器官。最简单的眼睛结构可以探测周围环境的明暗，比如昆虫的眼睛；更复杂的眼睛结构可以提

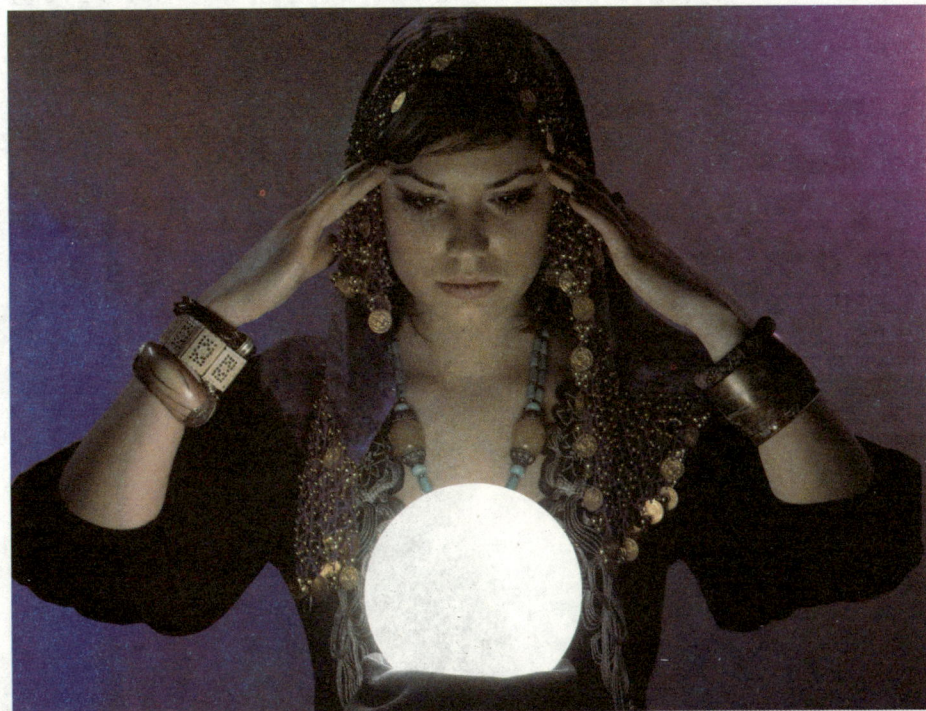

供视觉，比如人类的眼睛。

眼睛是球状的，当中充满透明的凝胶状的物质，有一个聚焦用的晶状体，还有一个可以控制进入眼睛光线多少的虹膜。眼睛由眼球和眼眶、结膜、眼器和外肌等结构组成。

眼睛通过调节晶状体的弯曲程度也就是屈光，来改变晶状体焦距获得倒立的、缩小的实像。眼睛所能看到的最远的点叫远点，正常眼所能看到的远点在极远处；眼睛所能看到的最近的点叫近点，正常眼睛的近点在距离眼睛约10厘米处。

眼球中间有个圆孔叫瞳孔，外界的光线通过瞳孔照入眼球里面，眼球里的晶状体再把光线汇聚反射到视网膜上。

视网膜上一亿多个视神经细胞把物体上的感觉影像摄下来，图像刺激视网膜上的感光细胞，产生神经冲动，沿着视神经传到

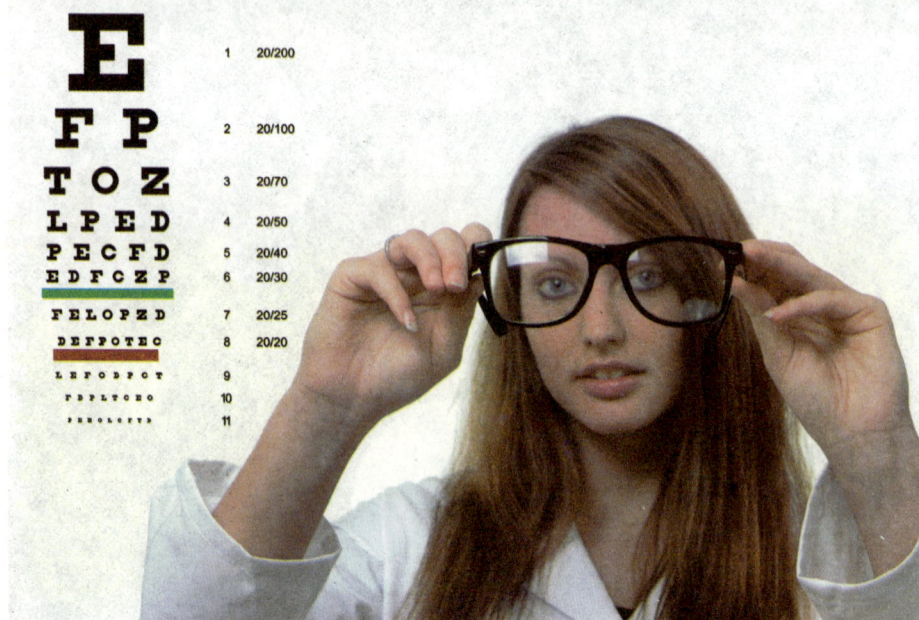

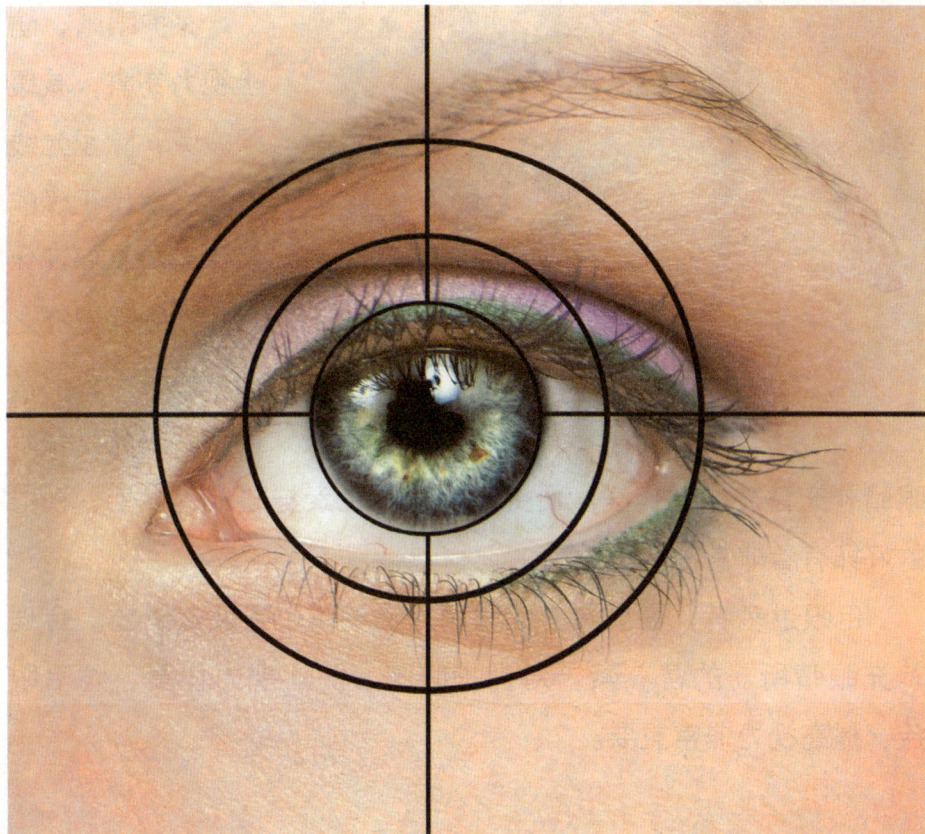

大脑的视觉中枢，在那里经过分析、辨认，于是我们就看见东西了。

　　眼睛是人类感觉器官中最重要的器官，大脑中大约有80％的知识和记忆都是通过眼睛获取的。

　　读书、认字、看图、赏画、看人物、欣赏美景等都要用到眼睛。眼睛能辨别不同的颜色、不同的光线，再将这些视觉、形象转变成神经信号，传送给大脑。

　　由于视觉对人非常重要，所以每个人每隔一两年都应检查一次视力。平时工作中要注意，千万不要过度用眼。

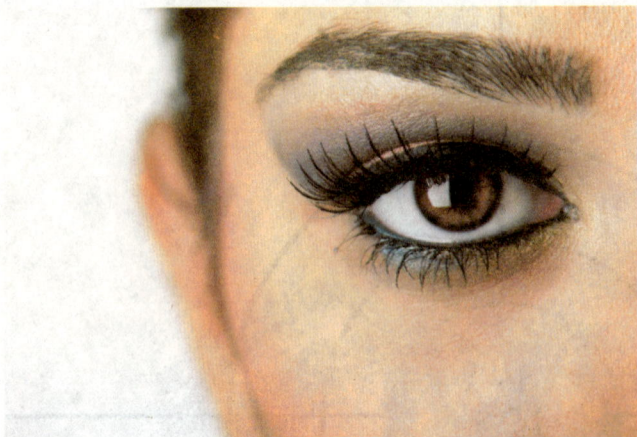

保护眼睛，防止视力伤害，减缓眼疲劳，除了光线适宜、保持正确的操作姿势、保证休息和做眼保健操之外，还有一条非常重要，那就是要给眼睛补充营养。现代医学研究表明，维生素与眼疾的发生、视力的好坏有着非常密切的关系。

用眼过多者，需要更多的眼睛所需的维生素及矿物质。合理补充眼睛所需的营养素，对保护眼睛、防止视力伤害、防治眼疾、提高视力非常重要。

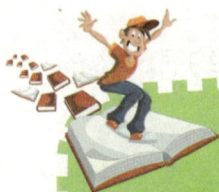

延 伸 阅 读

眼疲劳者要注意饮食和营养的平衡，平时多吃些粗粮、杂粮、红绿蔬菜、薯类、豆类、水果等含有维生素、蛋白质和纤维素的食物。将鸡肝、水豆粉、料酒、姜汁、银耳、茉莉花、枸杞放在一起熬汤，有护眼作用。

鼻子的功能

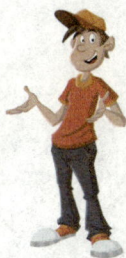

现代医学中的鼻，指呼吸道的起始部分，能净化吸入的空气并调节其温度和湿度。它是最重要的嗅觉器官，还可辅助发音。有了鼻子，我们才能区别玫瑰与兰花，才能感觉这个世界不仅多姿多彩，而且还充满芬芳。

试想，如果我们没有鼻子，我们就没有嗅觉功能，没有嗅觉我们将会是怎样的呢？不仅生活淡然无味，而且还会没有安全

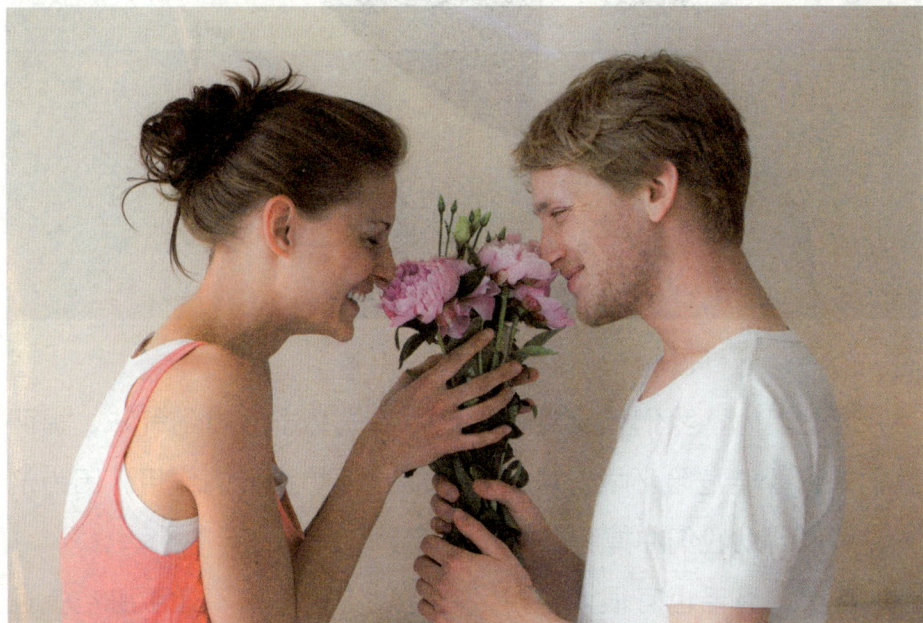

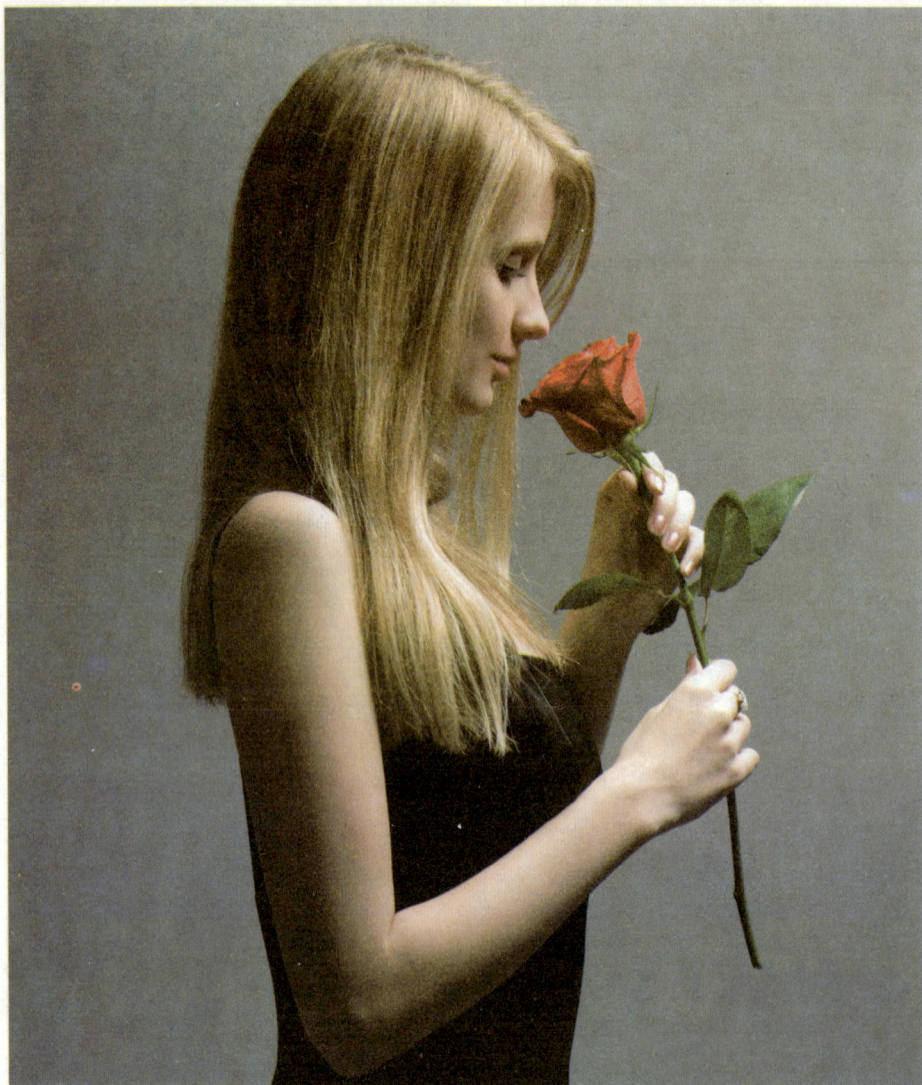

感。为什么这样说呢？

　　这是因为，我们如果身处险境，首先鼻子会嗅到气味，提醒我们如何躲避危险环境。鼻黏膜也能起保护我们的作用，因为流鼻涕可以帮助我们冲掉脏东西和细菌。

　　其次，鼻毛也有很大作用，它能过滤空气，不让肮脏空气进入体内，将粉尘阻挡在体外。切忌用手去扯鼻毛，它是人体不可缺少的健康屏障。

鼻子最主要的功能就是呼吸。但这里要说的是，鼻子不单单是把外面的空气吸进体内，把身体的废气排出去，它还会进行一系列的加工。

人用鼻子呼吸的第一道关口，就是由粗而短的鼻毛组成的网状的防御线。它能挡住企图随空气进入人体的粗大的飘浮颗粒。

人在呼吸的时候，鼻腔不只是空气的通道，由于鼻腔组织构造的特殊性，它还是空气的"加工厂"。这个"加工厂"具有类似"空调机"的作用，有温暖空气、湿润空气和洁净空气的功能。

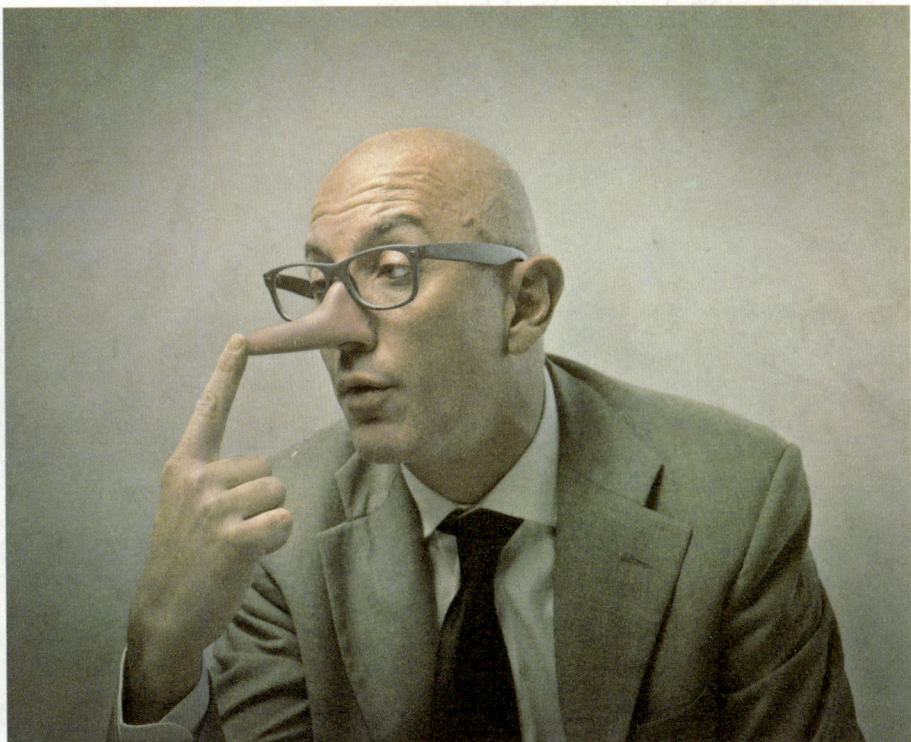

鼻腔黏膜的血管十分丰富，具有收缩和扩张功能，而且能随着体内外环境的改变而进行自我调节。当外界冷空气进入鼻腔时，小血管里的血液就增多，流动也加快，这样，就能把进入鼻腔的冷空气调节到和体温相似的温度；同时，可将干燥的空气变为湿润的空气，以维持呼吸道的正常生理活动。

通过鼻子吸入的空气基本无病菌，主要是因为鼻腔里黏液腺和黏膜上皮纤毛起到了作用。当空气中的灰尘和微生物等吸入鼻腔后，被吸附在"黏液毡"上，随着纤毛运动和吞咽动作，被咽入胃内或被咯出。同时，鼻腔分泌的黏液中还含有一种"溶菌酶"，它能抑制和溶解细菌。

鼻腔的呼吸功能对人体健康的关系非常密切，所以，平时我们要保持鼻腔清洁，维持它的健康。

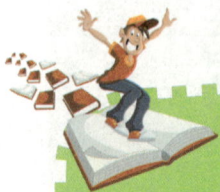

延 伸 阅 读

鼻子的养生对一个人来说非常重要。经常有一些鼻病症患者会提出以毒攻毒的理论，冷水洗澡，用冷水来冲洗鼻子，希望能改善过敏性鼻炎对温差的敏感。不过，就像冬天的晨泳一样，这是需要循序渐进哦，千万不可操之过急！

嘴唇的作用

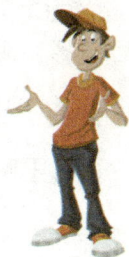

　　嘴唇，是人脸部重要的一部分，口腔的美观，直接由嘴唇来体现，嘴唇的功能太多了，比如：保护口腔、吃东西、辅助发音等。

　　可是，人体肤色有白、黄、棕、黑，不管是哪种人，嘴唇无一例外都是红色的，这是为什么呢？

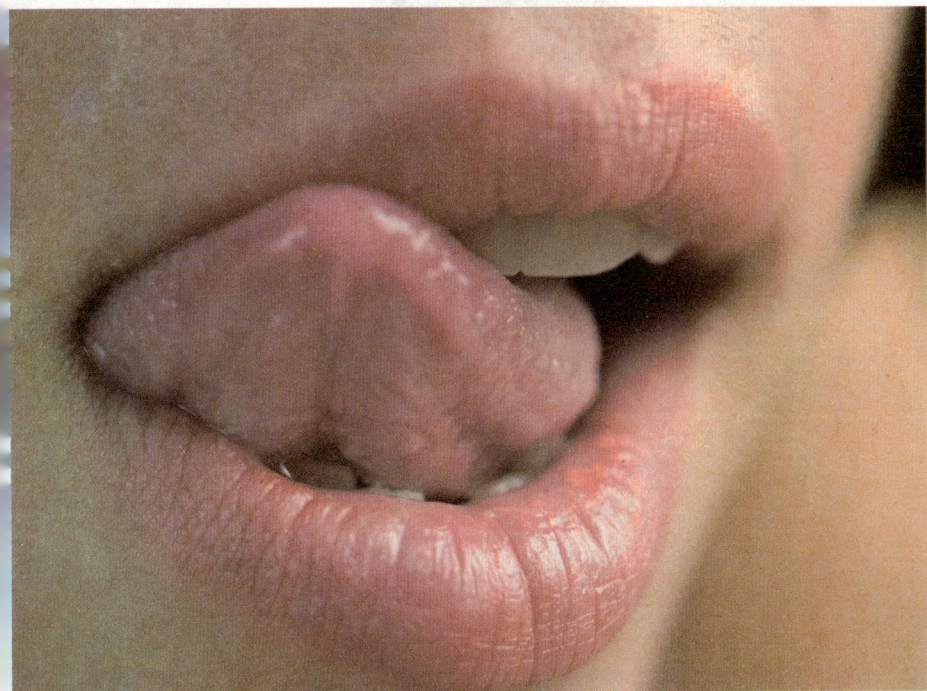

　　这是因为脸是人体重要的部位，有大量血管，嘴唇上的血管尤其多；嘴唇的皮肤特别薄，本身又无色，皮层下的血液的红色就能透了出来，因而嘴唇是红艳的。

　　如果嘴唇不是红色的，就意味着身体有某种疾病发生。

　　唇色发白，常见于贫血和失血症。上唇苍白泛青，会有大肠虚寒、泄泻、胀气、腹绞痛、畏寒、冷热交加等症状出现。下唇苍白，为胃虚寒，会出现上吐下泻、胃部发冷、胃阵痛等现象。

　　唇色淡红，多属血虚或气血两虚，需要补充营养。

　　唇色深红，常见于发热。唇色泛青，血液不流畅，易患急性病，特别是血管性病变，如血管栓塞、中风等急暴之症。

　　唇色发黑，多为消化系统有病，如便秘、腹泻、下腹胀痛、头痛、失眠、食欲缺乏等。

　　有能让我们的嘴唇更红润一些的办法吗？有，首

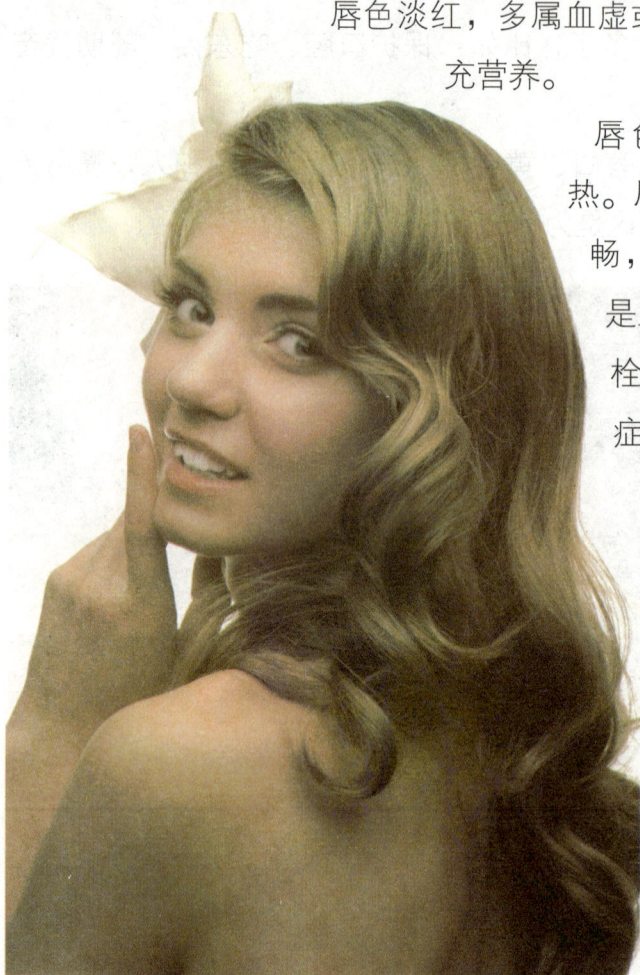

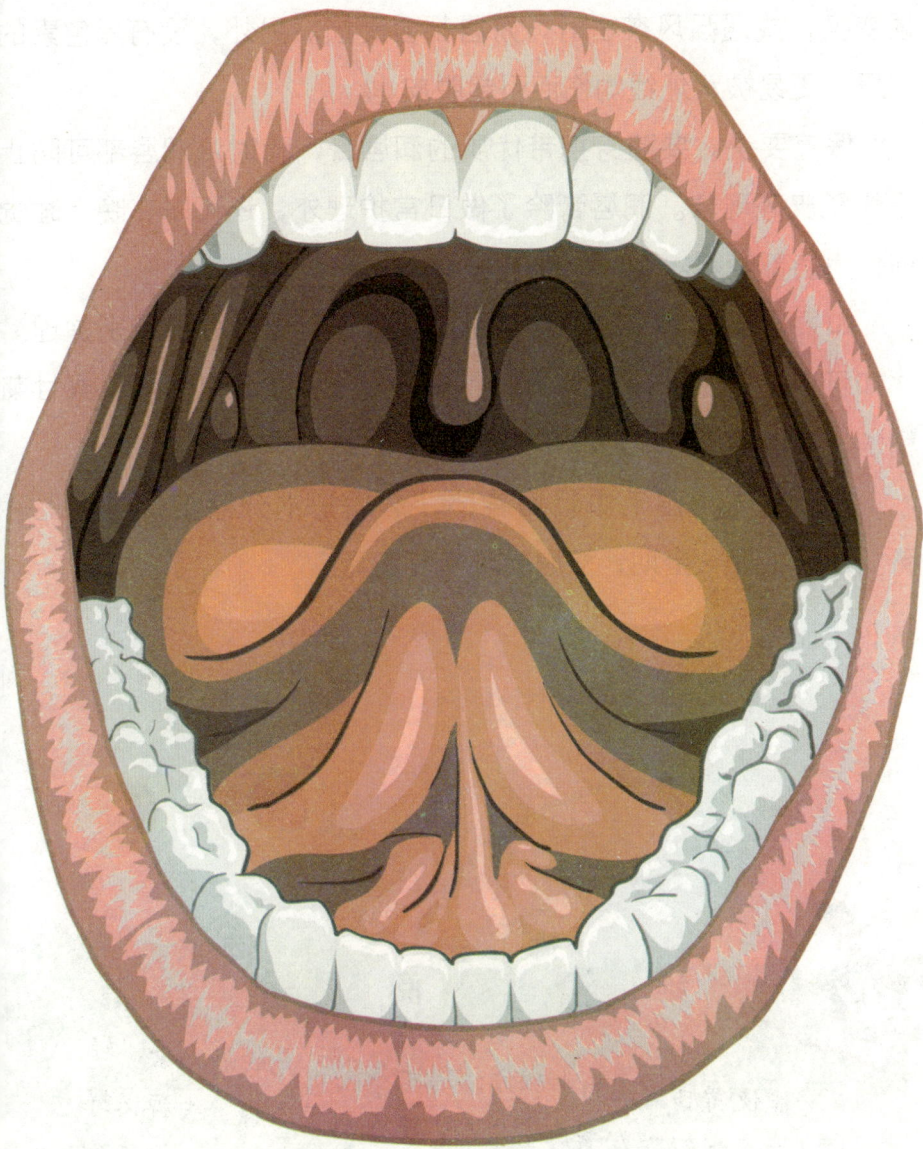

先得保证我们的身体健康，身体健康了，嘴唇自然就红润了；其次，还有注意多喝水，多吃蔬菜和水果，可以适当涂点蜂蜜或者维生素E，这些经济又实惠。

唇部皮肤也很柔嫩，而且没有汗腺和油脂分泌，所以每当气候变换，或遇强风袭击时，娇唇都会受损。另外，没有黑色素的双唇，更易被紫外线灼伤而引起脱皮。

保养要诀：要随身携带优质的润唇膏，随时滋润唇部可防止干燥脱皮等现象。润唇膏除了做日常护理外，还可以在晚上睡觉前作为唇部晚霜。

如果唇部非常干燥，并有脱皮现象，就要做唇部特别护理。比如可以在睡觉前涂上大量润唇膏，成分中要含有金盏草或甘菊精华，这两种成分能滋润干裂的双唇。

护理前先用湿毛巾轻擦唇部，然后把水分擦干，再涂上唇膏。连续护理一星期，双唇就可恢复润泽。

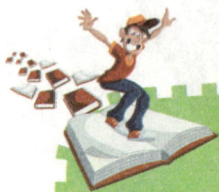

延 伸 阅 读

能使嘴唇红润的小秘方：用一只剥了壳的热鸡蛋，轻轻地隔着保鲜膜在嘴唇上滚动，直至鸡蛋冷掉。去掉保鲜膜，用清水洗干净多余的油。如果有死皮的就可以用牙刷轻轻地刷掉死皮。再涂上一点蜂蜜和橄榄油，就大功告成了。

牙齿的功能

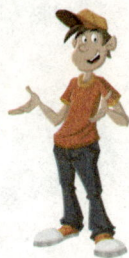

牙齿是一种在很多脊椎动物身上存在的骨质结构。一般而言，牙齿呈白色，质地坚硬。牙齿的各种形状适用于多种用途，包括撕裂、磨碎食物。牙齿是动物天生的自卫武器。

人类语言发音与口中前排上下的牙密切相关。牙齿的整洁，甚至关系到社交活动和地位。可见牙齿对人的重要意义。

我们人类的牙无论乳牙还是恒牙，各个牙的大小、形态都是

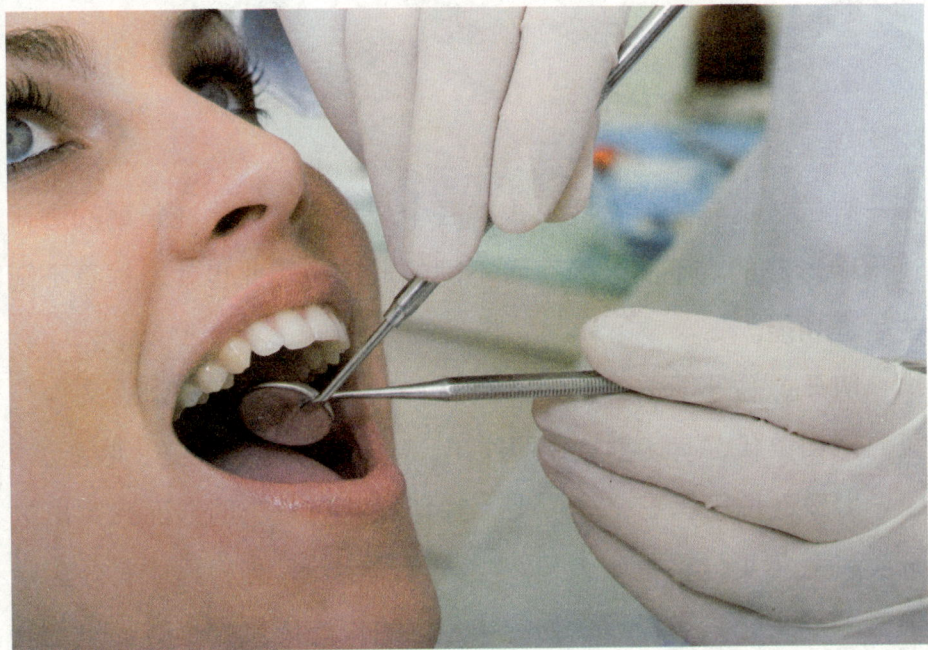

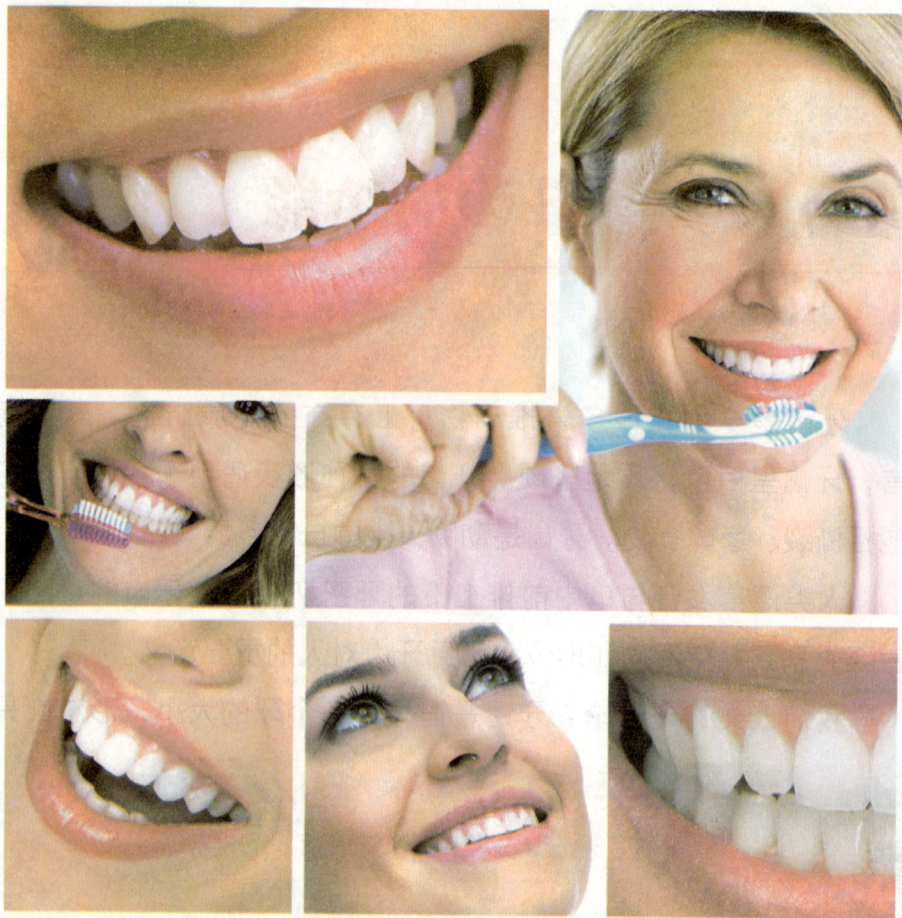

不一样的。这是为什么呢？人类各个牙齿的差异是在长期的进化过程中形成的。不同牙齿有着不同的形态，因此也就发挥着不同的生理功能。

切牙，位于牙床的正中，犹如口腔的两扇大门，故又称门牙。形如铲状，有切割食物的作用，能把整块食物切开、咬断。

尖牙，位于第三个牙位上，在切缘上有一个明显而又突出的牙尖，故名尖牙，也叫犬牙。尖牙牙体粗壮，牙根是所有牙齿中最长的。尖牙具有撕裂食物的作用。当你吃肉类食物时，一定会把肉块放到口角旁边去撕裂拉断，这就是借助尖牙的功能，尖牙位于口角处，对支持面部外形起着很重要的作用。

双尖牙，位于第四、第五牙位上，每侧各有两个，分别叫做第一双尖牙和第二双尖牙，因此被称为双尖牙。它具有把食物捣碎磨烂的作用，所以也叫前磨牙。

磨牙，每侧各有三个，一部分人只有两个，位于第六、第七、第八的牙位上。牙体宽大，形态复杂，有四个至五个牙尖，犹如磨盘，故叫做磨牙。磨牙可以把食物磨碎磨细，是咀嚼食物

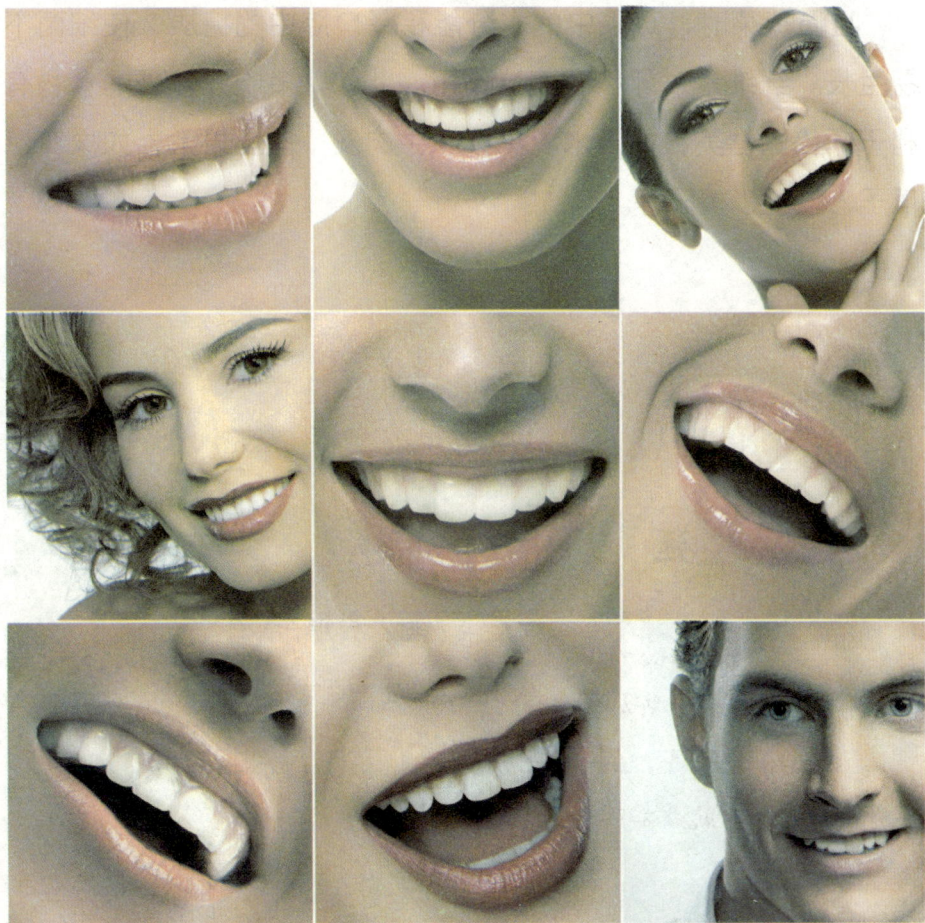

的重要牙齿。在磨牙的面上，牙尖耸立，棱角互连，沟窝纵横，有如各式刀具，安插在不同的角度，咀嚼时起着多刀多刃联合切削的作用，从而提高咀嚼效能。

要想有一副健美的牙齿，必须注意牙齿的保健，多吃含钙丰富的食物，特别是注意饮食的选择。多吃能促进咀嚼的蔬菜，如芹菜、卷心菜、菠菜、韭菜、海带等，有利于促进下颌的发达和牙齿的整齐。常吃蔬菜还能使牙齿中的钼元素含量增加，增强牙齿的硬度和坚固度。

咀嚼蔬菜时，蔬菜中的水分能稀释口腔中的糖质，使细菌不易生长。纤维素对牙齿有清洁作用。此外，多吃些较硬的食物有利于牙齿的健美，如玉米、高粱、牛肉及一些坚果类，如橡实、瓜子、核桃、榛子等。

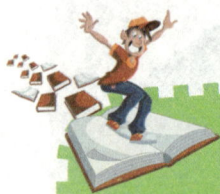

延 伸 阅 读

人的一生总共有两副牙齿：乳牙和恒牙。乳牙是人的第一副牙齿，共20颗。从出生后6个月左右开始萌出，到3岁时基本长齐。恒牙是人的第二副牙齿，共32颗。从6岁左右乳牙就开始逐渐脱落，恒牙开始萌出，取代乳牙。

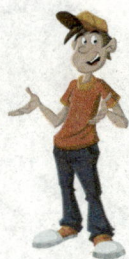

舌头的味觉

舌是口腔底部向口腔内突起的器官，起感受味觉和辅助进食作用，人类的舌头还是语言的重要器官。那么舌头为什么能品味呢？原来，舌的背面有许多细小的舌乳头：丝状乳头、菌状乳头、轮廓乳头和叶状乳头，除丝状乳头外，其他三种均有味觉感受器，也就是味蕾。

味蕾呈卵圆形花苞状，由支持细胞和味蕾细胞组成，有味孔伸向舌表面，可感受口腔内食物的味觉。

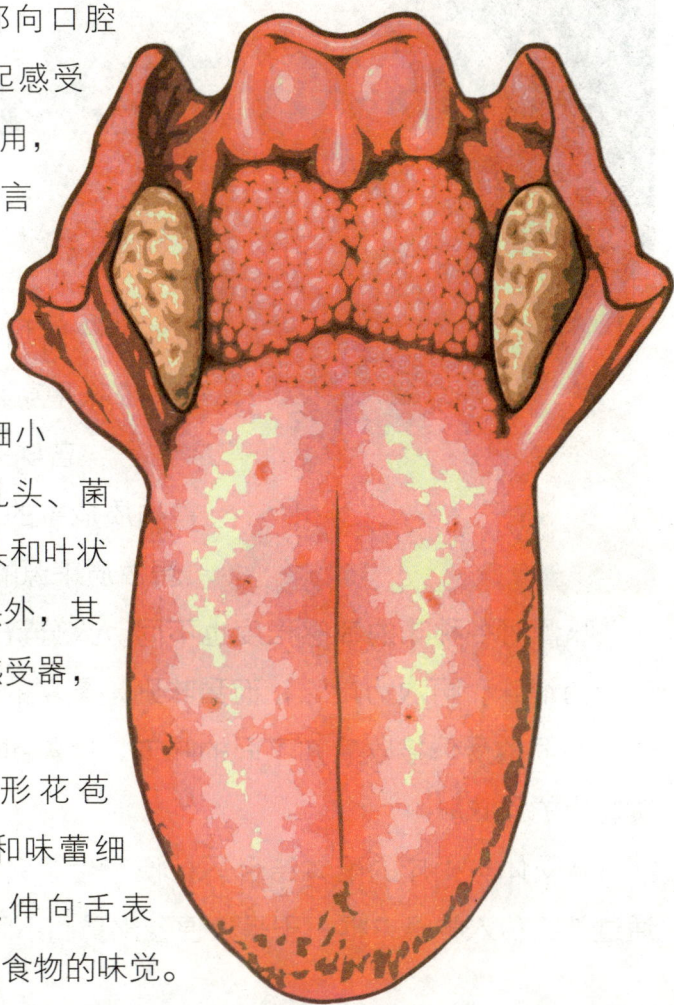

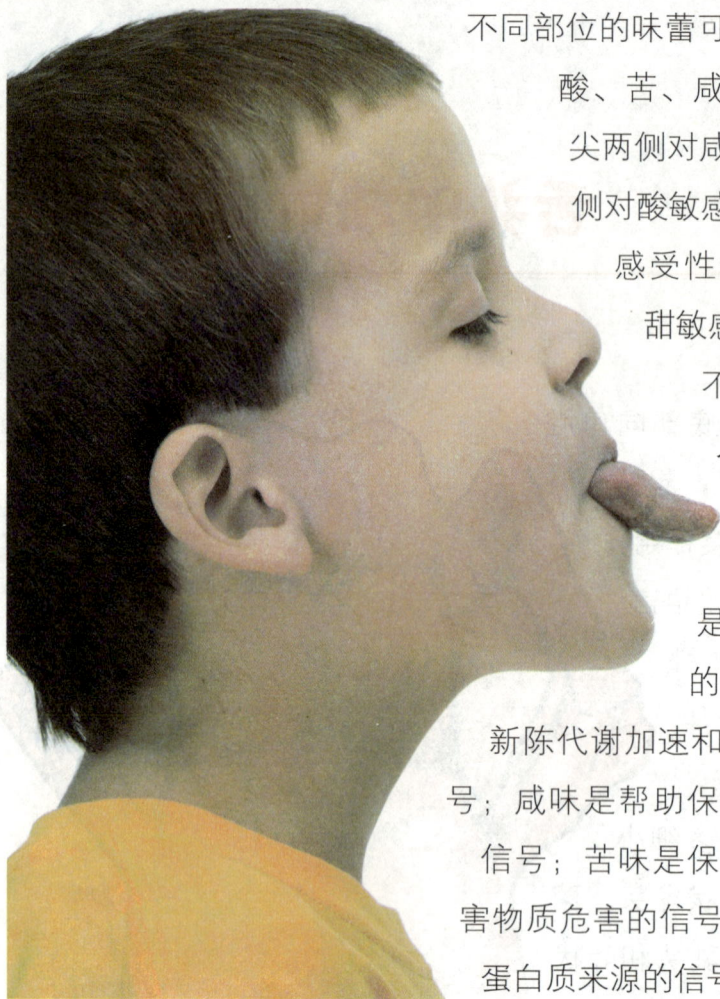

不同部位的味蕾可分别感知甜、酸、苦、咸四种味道。舌尖两侧对咸敏感，舌体两侧对酸敏感，舌根对苦的感受性最强，舌尖对甜敏感。

不同的味觉对人的生命活动起着信号的作用：甜味是需要补充热量的信号；酸味是新陈代谢加速和食物变质的信号；咸味是帮助保持体液平衡的信号；苦味是保护人体不受有害物质危害的信号；而鲜味则是蛋白质来源的信号。

味蕾对各种味的敏感程度也不同。人分辨苦味的本领最高，其次为酸味，再次为咸味，而甜味则是最差的。味蕾中有许多受体，不同的受体接收感知不同的味道，比如甜味受体只接收感知食物中的甜味。

当受体与相应的配体结合后，便产生了兴奋性冲动，此冲动通过神经传入神经中枢，于是人便会感受到不同性质的味道。

另外，舌还有预测疾病的功能。舌通过经络与五脏相连，因此人体脏腑、气血、津液的虚实，疾病的深浅轻重变化，都有可能客观地反映于舌象，通过舌诊可以了解脏腑的虚实和病邪的性质、轻重与变化。其中舌质的变化主要反映脏腑的虚实和气血的盛衰。而舌苔的变化主要用来判断感受外邪的深浅、轻重，以及胃气的盛衰。

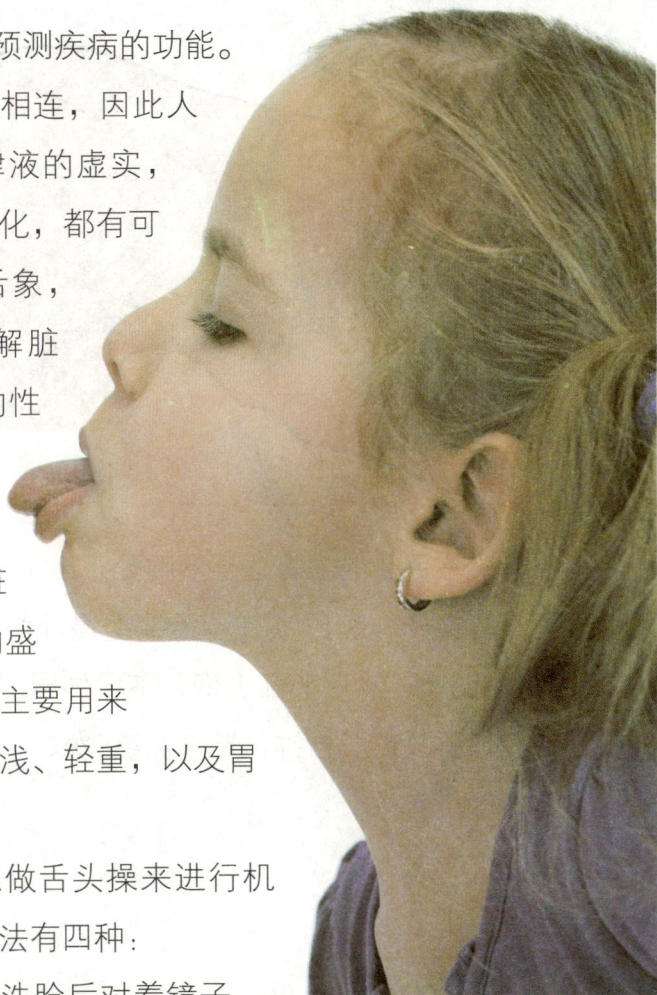

平时我们可以做舌头操来进行机体保健，其具体做法有四种：

一是每天早晨洗脸后对着镜子，舌头伸出与缩进，各做10次，然后舌头在嘴巴外面向左右各摆动5次。

二是坐在椅子上，双手十指张开，放在膝盖上，上半身稍微前倾。首先，由鼻孔吸气，接着嘴巴大大地张开，舌头伸出并且呼气，同时睁大双眼，平视前方，反复操练3次至5次。

三是嘴巴张开，舌头伸出并缩进，同时用右手食指、中指与

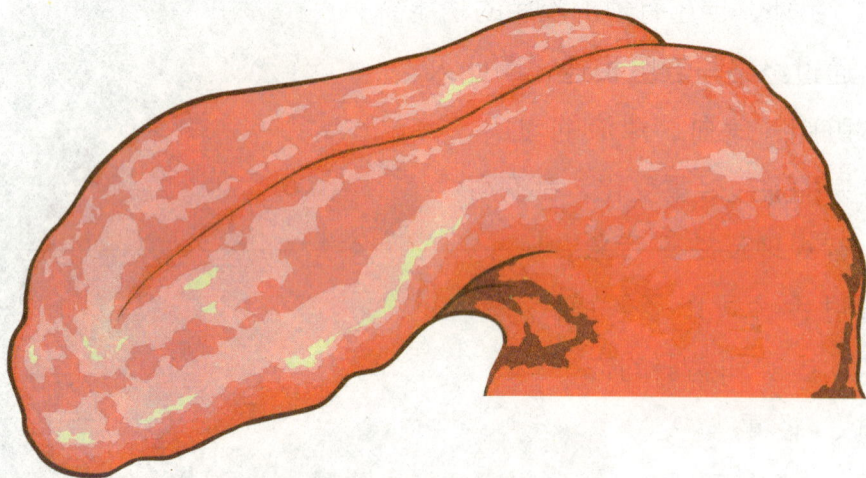

无名指的指尖在舌头的左下边至咽喉处，上下搓擦30次。

四是对着镜子，嘴巴张开，舌头缓慢地伸出，停留2秒至3秒钟，反复操练5次。然后头部上仰，下巴伸展，嘴巴大大地张开，伸出舌头，停留2秒至3秒钟，反复操练5次。

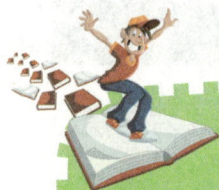

延 伸 阅 读

舌象是病人舌质、舌苔的色泽与形态所构成的形象。医生根据舌象，可以诊断病情。自己也可以经常观察自己的舌象，判断自己的身体状况。舌苔有黄苔、白苔、灰苔、黑苔、厚苔、薄苔等。

头部的结构和功能

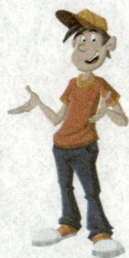

　　头部由颅和面部两部分组成。颅内包含脑，面部由眼、耳、鼻、舌等感觉器官和消化系统的起始部位嘴组成。新生儿的头部占其整个身长的四分之一，而成年人则占八分之一，正常人头上都长有头发，以防止热量的散失。人类的头部结构组成都基本相同，但由于头部大小，形状以及面部器官形态的不同，使得人的面貌各不相同，表现出千差万别的面部特征。头部是大脑的所在

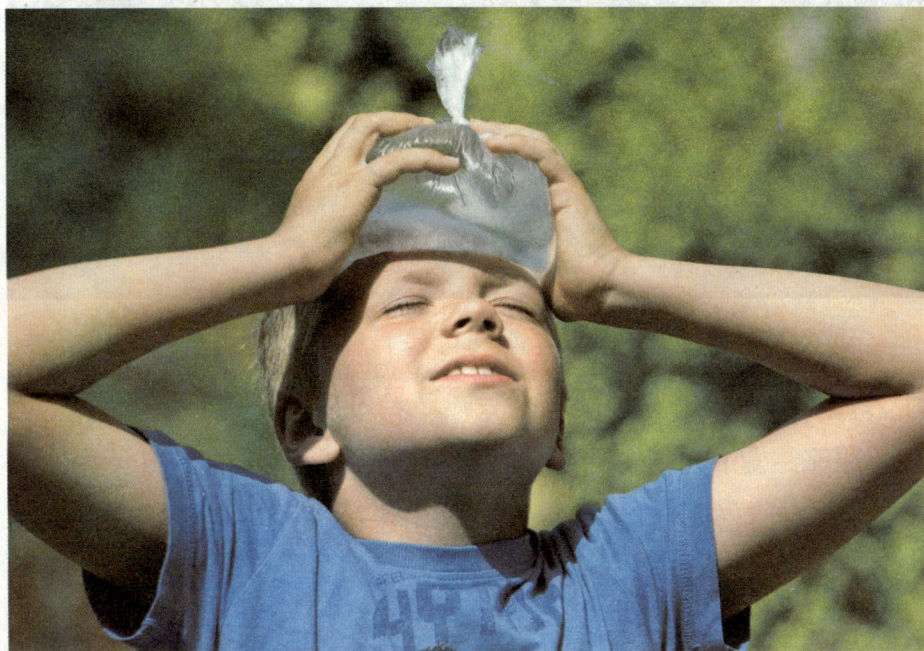

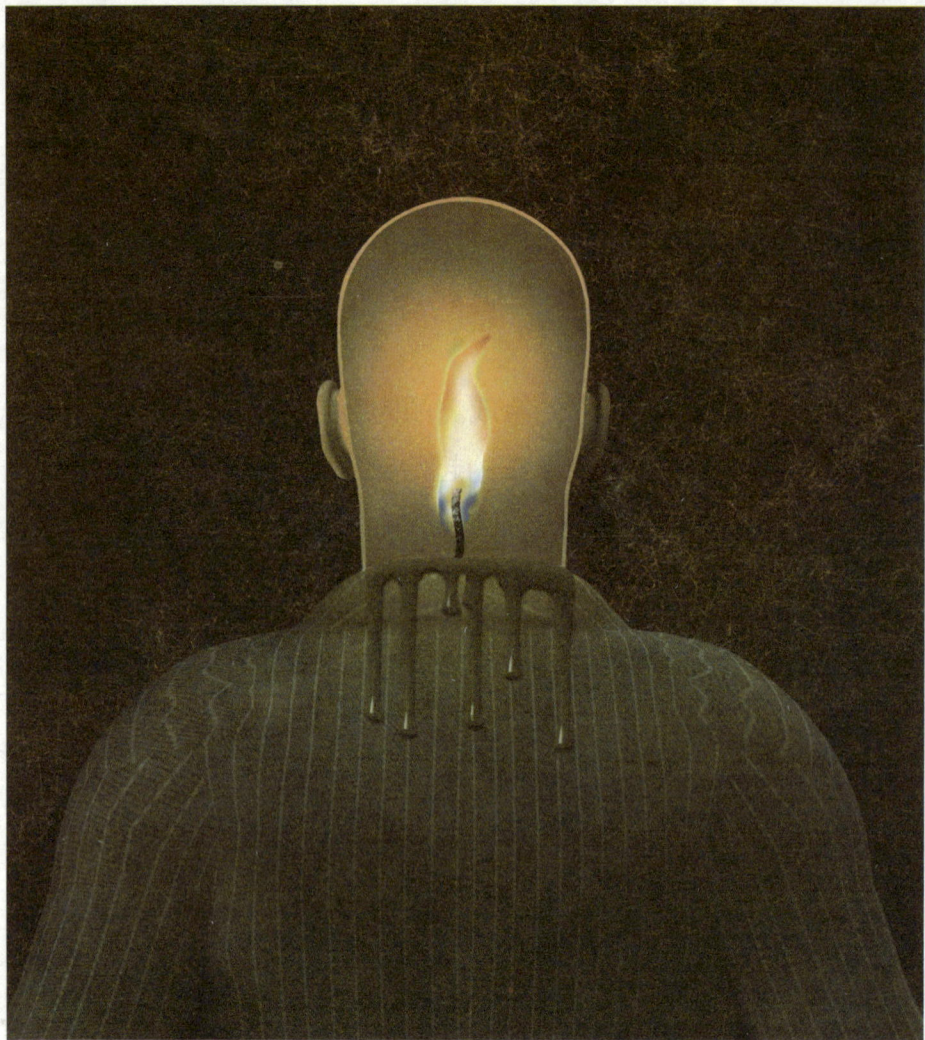

地，可见其在全身的重要位置。可是，被撞以后，唯独头上会起个大包，而身体的其他部位不会，这是为什么呢？

原来这是由于皮肤下面血管被撞破以后引起的，由于头部皮肤较厚，而且较硬，撞伤后血管溢出来的淤血不容易流散，就鼓起包来。

还有一种原因就是颅骨尤其是脑颅骨（就是排除了属于脸的

那一部分的颅骨外）上面被覆的肌肉和皮下组织都很薄，结构也比较致密，受到撞击之后出现组织水肿，不能隐藏在组织间隙里面，说白了就是没有那么宽敞的地方让它肿，所以只好凸向组织外表面了。这样看起来就是一个大包。

其实，所有位置的组织受到撞击之后都会出现水肿和皮下出血，受伤的地方因此会温度升高，摸起来有点硬，根据出血量不同会表现为不同程度的青紫，只是因为肌肉和皮下组织较厚，看不到包而已。

生活中身体表面常会发现"乌青块"，医学上称为紫癜，这是皮下出血的表示，这种出血可以像针眼，称为淤点；也可以呈一大片，这是血管内的血液溢出，开始颜色是鲜红的，2天至3天后变成黄褐色，形成陈旧性出血。

头上起包了，不能揉，这不是一般老百姓所说的筋包，而是

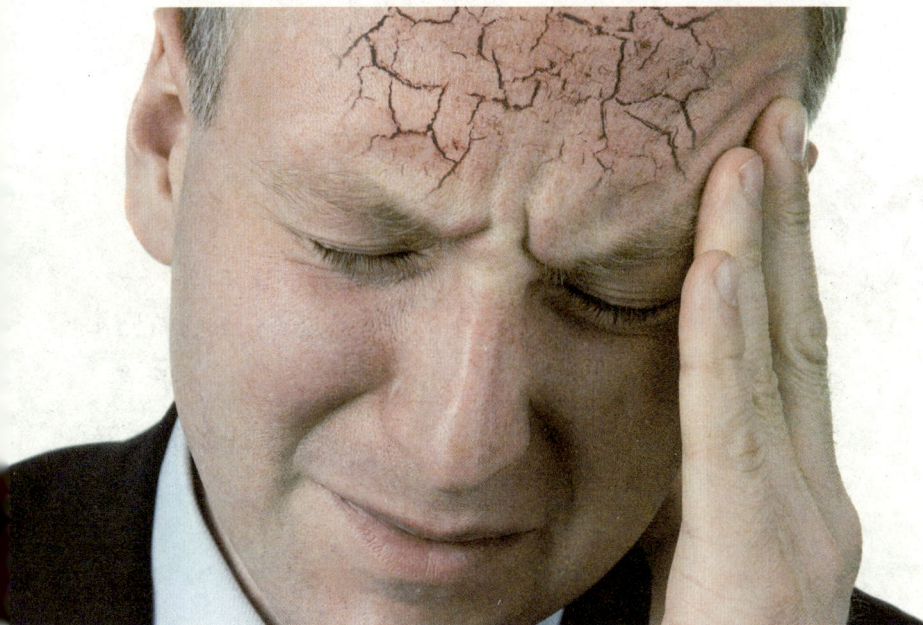

包块。包块是局部毛细血管破裂引起出血，过段时间摸起来就会有点软，只需要促进局部血液循环，加速血液吸收就可以了。

如果头上肿块没有很快消下去，还应注意以下事项：别吃得太咸，少吃熏制食品，少吃肉制品，不要吃含酱的食物。下午五点以后不要吃淀粉类食物，并注意多补钙。最好的饮品是柚子汁和橙汁。还有确保排泄的通畅。因为良好的新陈代谢会祛除多余的水分。

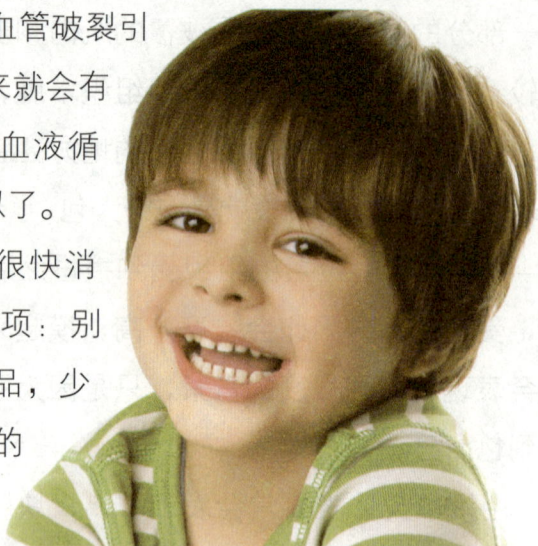

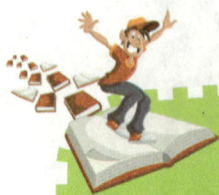

延 伸 阅 读

头部外伤的发生率目前已占全身损伤的第二位，但其后果最为严重，死亡率最高。头部外伤会损及大脑而掩盖其他有关伤害。因此，任何头部外伤都应视为十分严重，给予及时有效的急救，早期处理得好坏直接影响伤员愈后效果。

人的神奇面孔

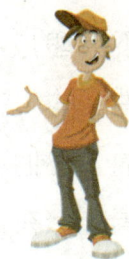

表情是面部和五官的肌肉运动，而语言也是通过面部上的口腔来进行的。有的心理学家认为，在传递信息时，动作占9％，表情占16％，而语言占75％。由此看来，面孔对一个人非常重要。为什么人脸各不相同呢？"塑造"脸的动力是什么呢？关于这个问题，学术界有以下两种观点：

第一种观点是达尔文的"自然选择说"。这种学说认为，适应是普遍存在的现象，无论是动物、植物还是微生物的形态结构，生理机能还是行为习性，无一例外。

人脸也是人类适应环境的产物和结果。南部非洲人的鼻梁低而短，而埃塞俄比亚人的鼻梁高而长，这是由于埃塞俄比亚地区海拔高，气候冷的缘故，高而长的鼻梁可以增大鼻腔容积，对吸入的冷空气进行加工，使其温暖湿润，这样进入体内后就不会破坏肺脏的功能。北欧地区人鼻梁高大，也是这个道理。

黄种人倾斜的凤眼和眼睑内的皱褶以及长睫毛等，可能与亚洲中部地区多风沙有关。这种结构可以保护眼睛，使之免受风沙尘土的侵袭。

第二种观点是"中性突变学说"，这个学说认为，从分子水平来看，大部分突变对于生物体的生存既不产生有利的效应，也不会酿成不利的后果，因此，这类突变在自然选择当中是"中性"的。在亿万年中，生物体内的基因是不断产生"中性突变"的，它们不受自然选择的支配，而是随机的偶然的过程，即遗传漂变，在群体中固定下来或是被淘汰，结果就造成了基因和蛋白质分子的多样性，实现了分子的进化。

生物体的所有特征都是由遗传基因控制决定的，脸部的各种特征也有着不同的控制基因。例如，单眼皮和双眼皮有着不同的基因型，在一个很大的人群中，单眼皮基因型和双眼皮基因型所占的比例有一个稳定的值，称为基因频率，如果让这一群人自由通婚繁殖，基因频率将从一代到另一代维持不变。

目前，达尔文进化论和非达尔文主义进化论这两种观点正在进行争论。人脸的千差万别，千变万化，究竟是适应自然环境，还是"中性突变"的结果呢？或者是两种情况兼而有之，或者还有第三种人们目前尚不得而知的因素呢？这些问题的回答还需要一定的时间。

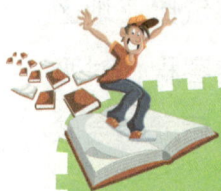

延 伸 阅 读

面部表情可以分为八类：感兴趣—兴奋；高兴—喜欢；惊奇—惊讶；伤心—痛苦；害怕—恐惧；害羞—羞涩；轻蔑—厌恶；生气—愤怒。一般来说，眼睛和口腔附近的肌肉群最丰富，所以这里是面部表情最丰富的部分。

脖子的构造和作用

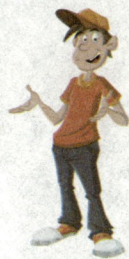

　　脖子就是颈，是身体的一个部位，指头部与双肩的连接处。北方方言常称"脖子"。

　　由于颈部的联系作用，脑发出的各种指令得以传输到躯干和四肢，身体感受到的各种刺激也可以以神经冲动的方式也可以传送到脑。在颈部，神经活动的传输通道是脊髓。颈部对于消化系

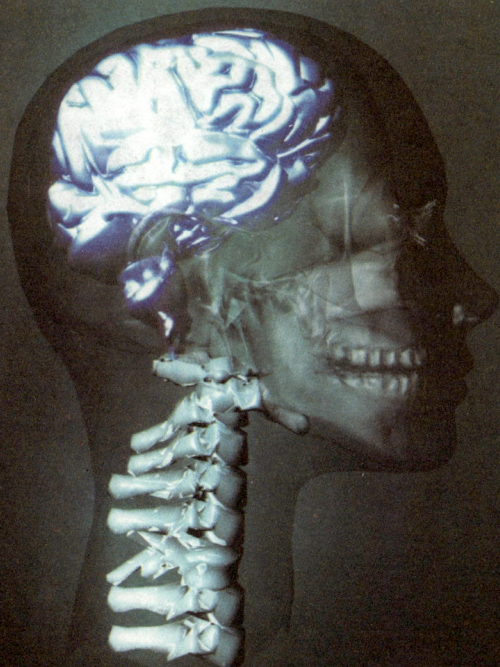

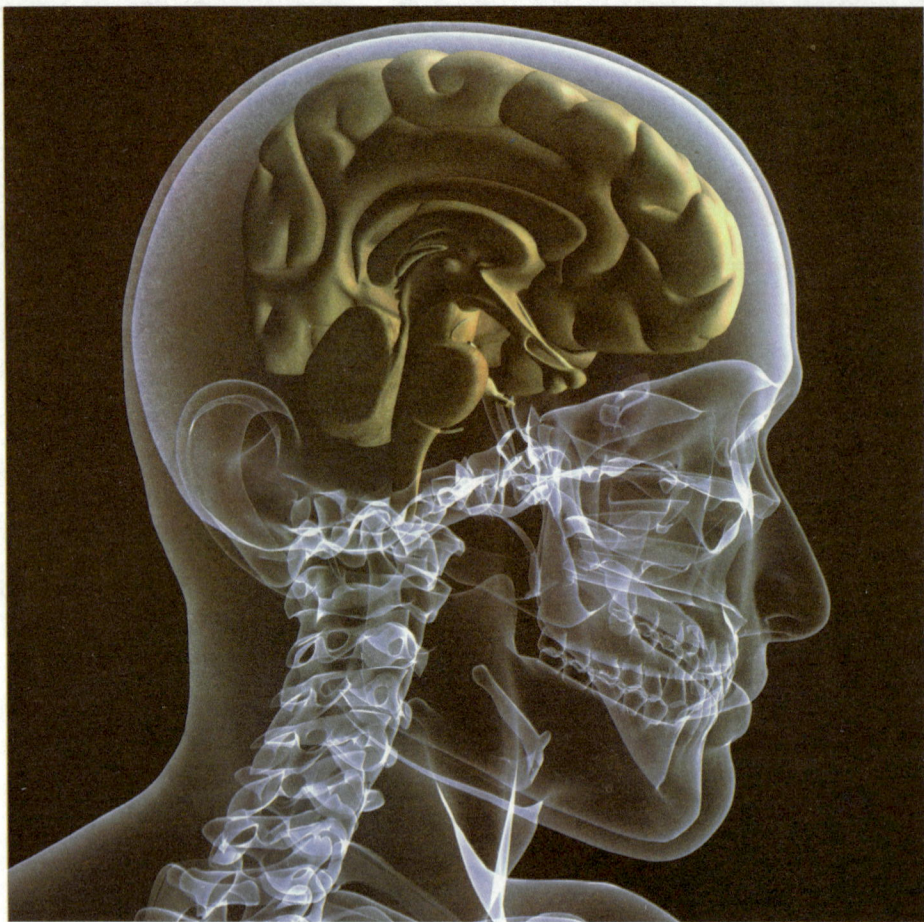

统、呼吸系统和循环系统也起着通道作用。

可是我们脖子有时会发出"咯咯"的响声，这是为什么呢？一般来说，脖子响有两种情况：

一是颈椎关节响。颈椎关节响，又称颈椎"弹响"。对此，根据美国国会图书馆的文献资料显示，颈椎关节响主要有以下三个方面的原因：

第一，气体逃逸。科学家们认为在我们人体关节间，有一种叫做滑液的液体，是用来润滑关节用的。这种滑液内含有一些气体，譬如氧气、氮气和二氧化碳。这些气体在滑液中形成气泡。当我们拉伸我们的关节时，滑液中的气体急速跑掉，就造成"咯咯"响，因为气泡破了。

第二，关节移位。当我们移动关节时，肌腱韧带移位。当肌腱韧带回复到原来的位置时，你有时就会听到"咯咯"响。这种情形以膝关节和足踝为多。

第三，关节炎造成的粗糙关节接触面。关节炎会破坏关节间的软骨组织，造成关节接触面不再平滑。这种状况下，关节摩擦就会产生响声。

一般来说，仅有弹响，外表不红不肿，也不感到疼痛，不伴有活动障碍的属于生理性弹响，不需要特别处理，也不必为此过于惶恐不安。关节活动时，关节面之间、软骨垫与关节面之间、肌腱和关节囊之间等，总会发生摩擦而发出声音。当伴有疼痛或

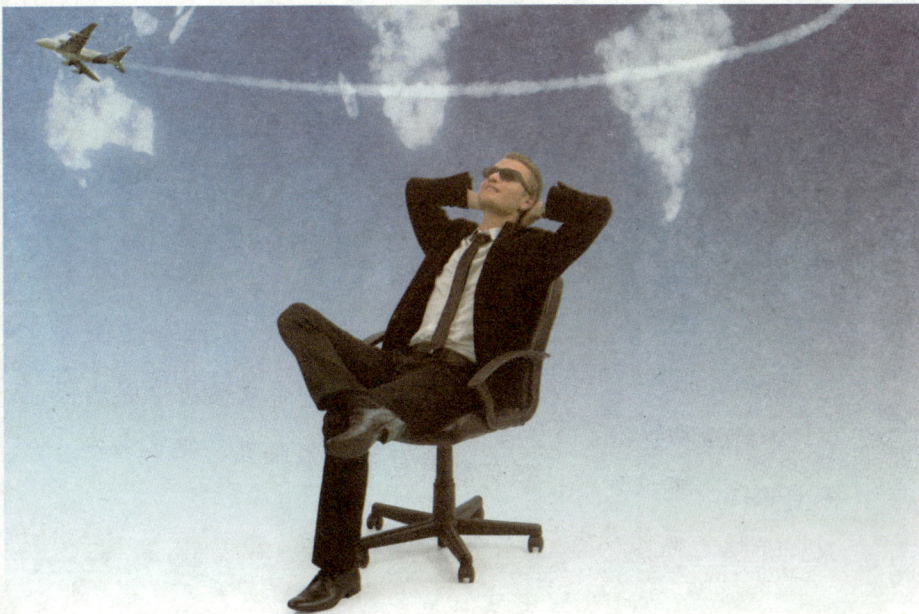

关节活动受限时，需要到医院就诊，以确定是否是关节错位或关节受损。

二是颈部软组织或韧带相互摩擦发声。我们颈部的肌肉严格来讲，分好多好多层。我们在活动的时候，各层之间是相互滑动的，当我们有肌肉劳损的时候，局部就有一些炎症的反应，炎症反应就会使肌肉之间的滑动不是那么光滑，因此在活动的时候就会出现响声。

响声发生以后，会使原来出现劳损部位得到放松，我们有时候感觉到响两声以后觉得特舒服，但是好景不长，舒服一会儿以后，症状还是会回来的，主要的原因还是软组织劳损。

以上情况都说明，脖子响的外在因素跟工作性质有关，久坐和长时间保持一种错误的姿势缺乏运动，都会导致颈部肌肉劳损或关节活动性减弱或者炎症的发生，其实，这些都是早期颈椎病的症状。

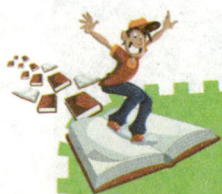

延 伸 阅 读

颈部皮脂和汗腺的数量只有面部的1 / 3，油脂分泌较少，平时活动较为频繁，难以保持水分，所以极易干燥，产生皱纹。不仅如此，颈部经常包裹在衣服里，更容易失水、干燥。保健颈部皮肤，关键是补水。

脊椎的结构和功能

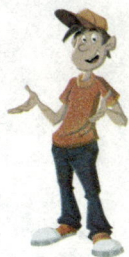

脊椎也称脊柱，俗称脊梁骨，是人背部中间的骨头，由形态特殊的椎骨和椎间盘联结而成，位于背部正中，上连颅骨，中部与肋骨相连，下端和髋骨组成骨盆。脊椎内部自上而下形成一条纵行的脊管，内有脊髓。

人体最露脸的部分大概是五官，占了那么黄金地段的位置，想不被人多瞅几眼都不行；其次是四肢，运动起来总是在尖端部分，有生产一线的意思。然后可能是躯干，里面最受人关心的恐怕是肚子了，稍微不满足它就叫唤起来。再次是心脏，肝脏，肺脏等。

不过这里想说的是默默无闻的骨架，尤其是脊椎等部分，想来你一辈子也看不着，平日里也难得想到去照顾，然而，它可是你身体之所以能直立起来的支撑。

脊椎是我们人类的代表性的构造，每个成年

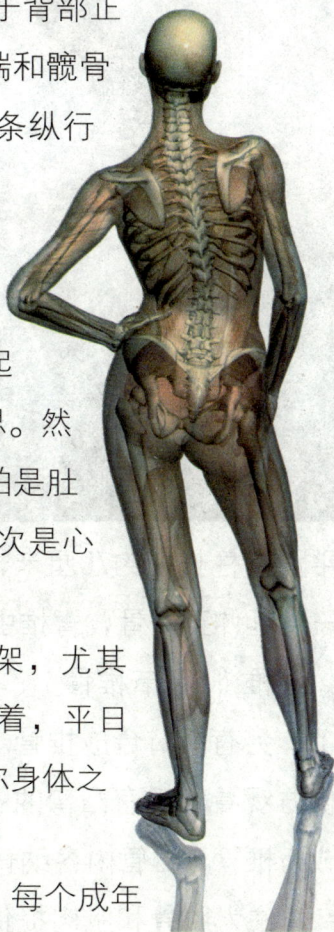

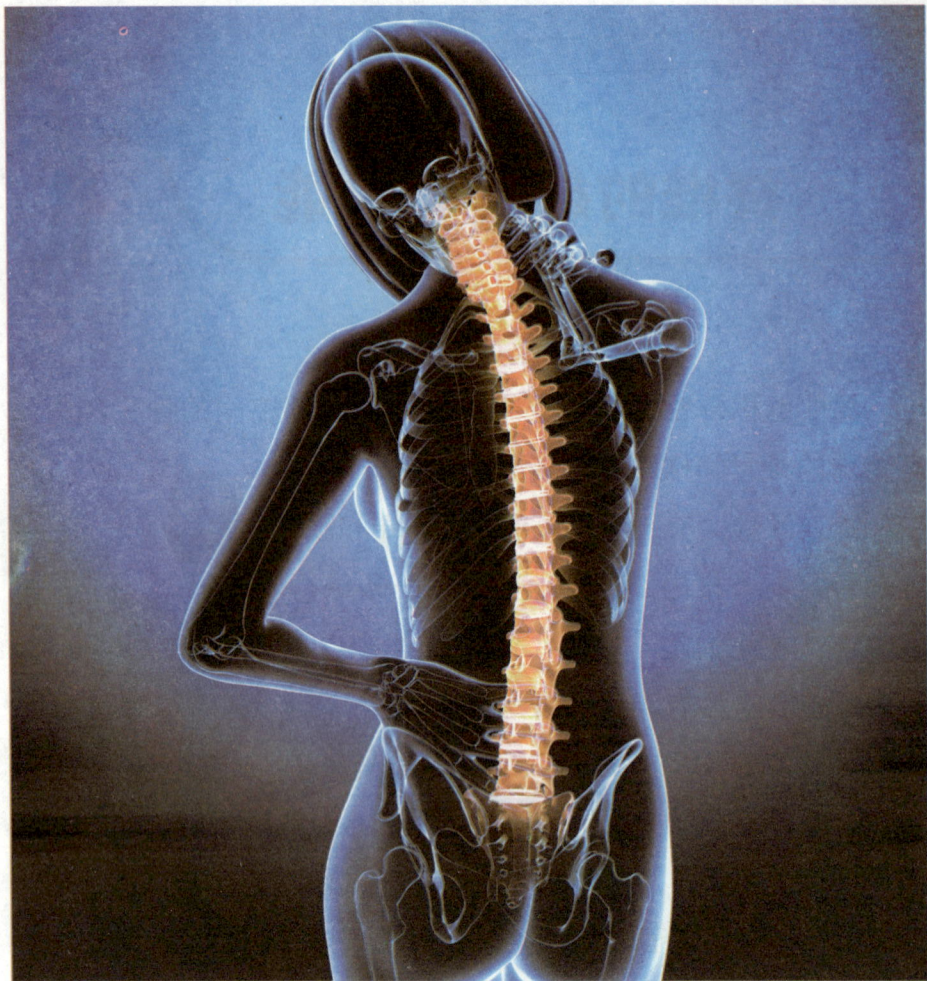

人平均脊柱长大约70厘米，椎骨是一块一块叠成的，从头骨的底部一直延伸至尾骨，脊椎由26节椎骨构成，总共分成5个部分，包括：颈椎（有7节椎骨）、胸椎（有12节椎骨）、腰椎（有5节椎骨），另有两节合成椎骨。脊椎由前后方观看，是一条直线，但由侧方观看脊椎有凸弯的弧度。每一节椎骨中间有一个孔，连接即成为椎管，椎管内容纳脊髓，并有保护的功能。

脊柱为肋骨和肌肉提供了附着点。椎骨之间的椎间盘由纤维性软骨所组成，椎骨周围由七条韧带维系着，使脊椎在移动时保持稳定。脊柱支撑重量并且传递到下肢躯干，椎体主要承受压力负载。

　　以上证明，一个人能立于天地之间，有个健全的脊椎是个起

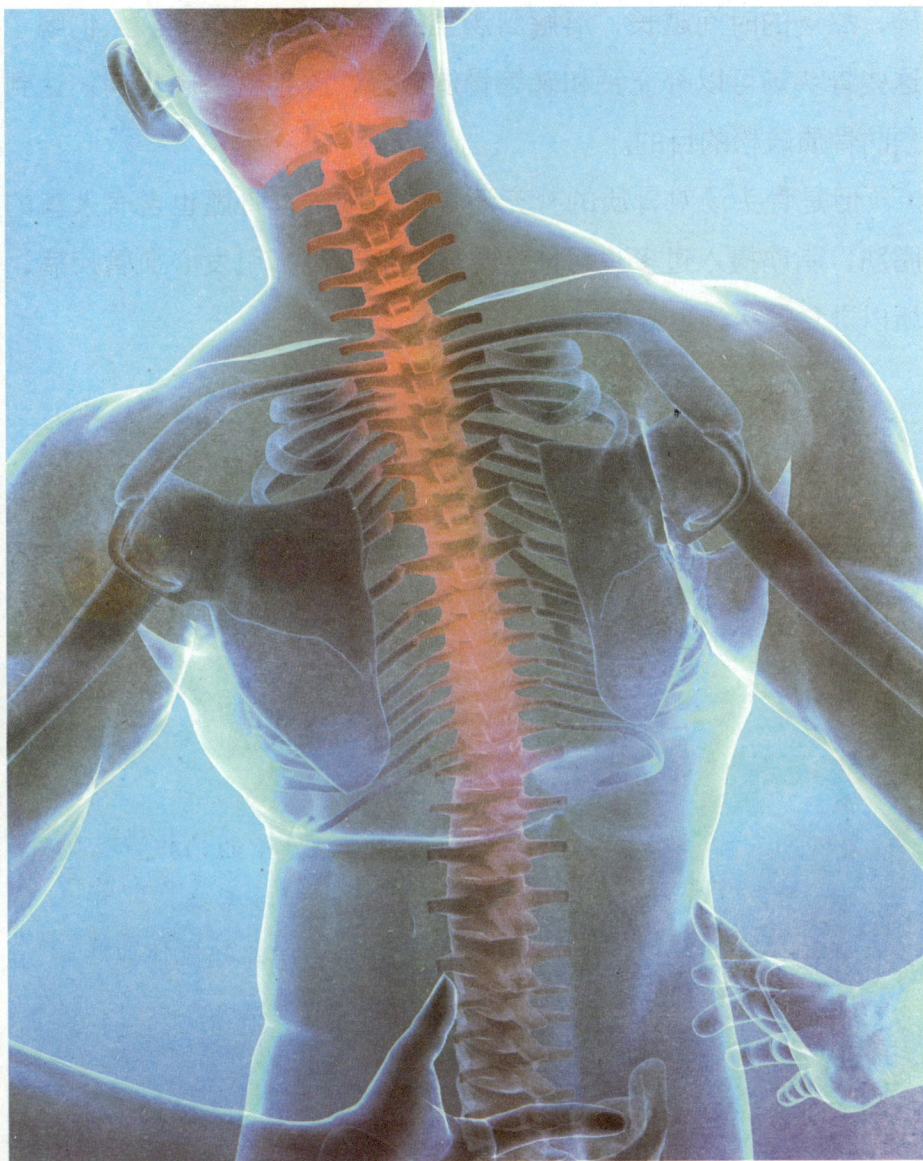

码的要求。更何况脊椎里面的脊髓，还担负着传递神经的功能呢！虽然我们看不到脊椎，但我们可要好好保护它！

适量喝骨头汤对脊椎有保健作用。骨头熬汤后，能溶解到汤汁的有效成分一般为钙、磷、脂肪和少量的蛋白质。骨头剁得越碎，熬汤的时间越长，溶解到汤里的有效成分就越多。人们喝了这些骨头汤可以补充钙和磷等骨质成分，改善钙、磷代谢，达到预防骨质疏松的目的。

但是骨头汤对骨质的补充还是很有限的，骨髓也含有大量的脂肪，脂肪摄入过多也可能会导致血脂升高，引发心血管疾病，所以进食骨头汤也应该适量。

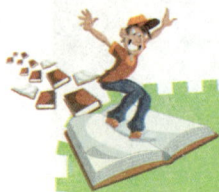

延 伸 阅 读

牛奶中丰富的钙和磷成分补充了骨骼必需的钙和磷，保证了体内钙、磷代谢的平衡，维护了运动系统，即骨骼肌肉系统的正常生理与运动功能，所以喝牛奶能强筋健骨，预防骨质疏松，预防腰背痛的发生。

手的构造和功能

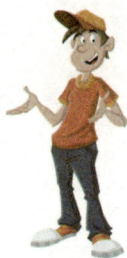

　　手是人体上最有特色的器官之一。科学家认为，手是使人能够具有高度智慧的三大重要器官之一，其余两个器官是可以感受到三维空间的眼睛和能够处理手眼传来的信息的大脑。

　　在400万年的进化史中，人类的手逐渐演变成了大自然所能创

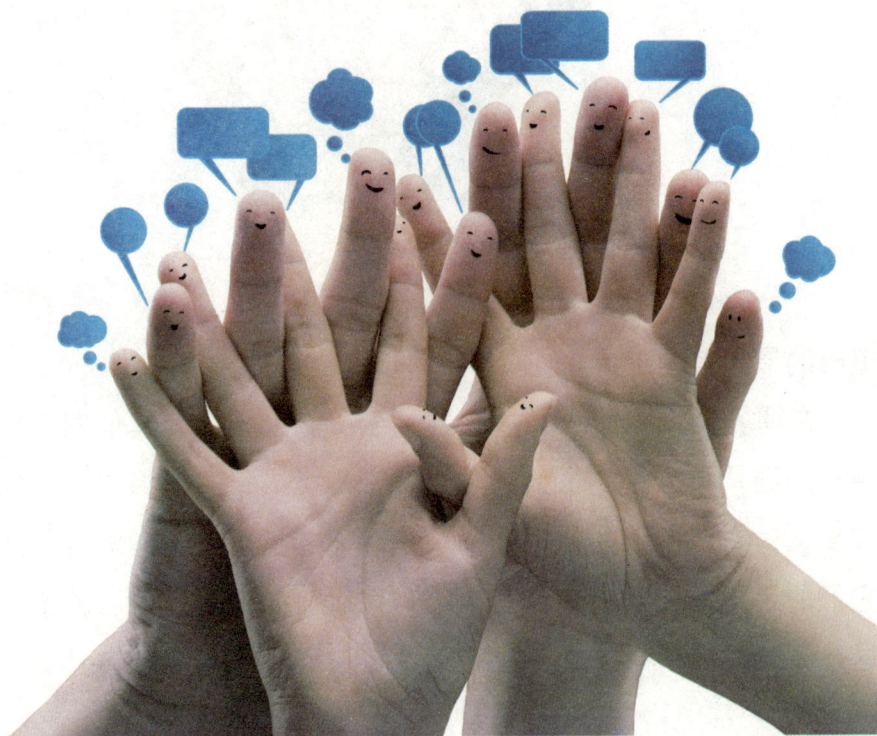

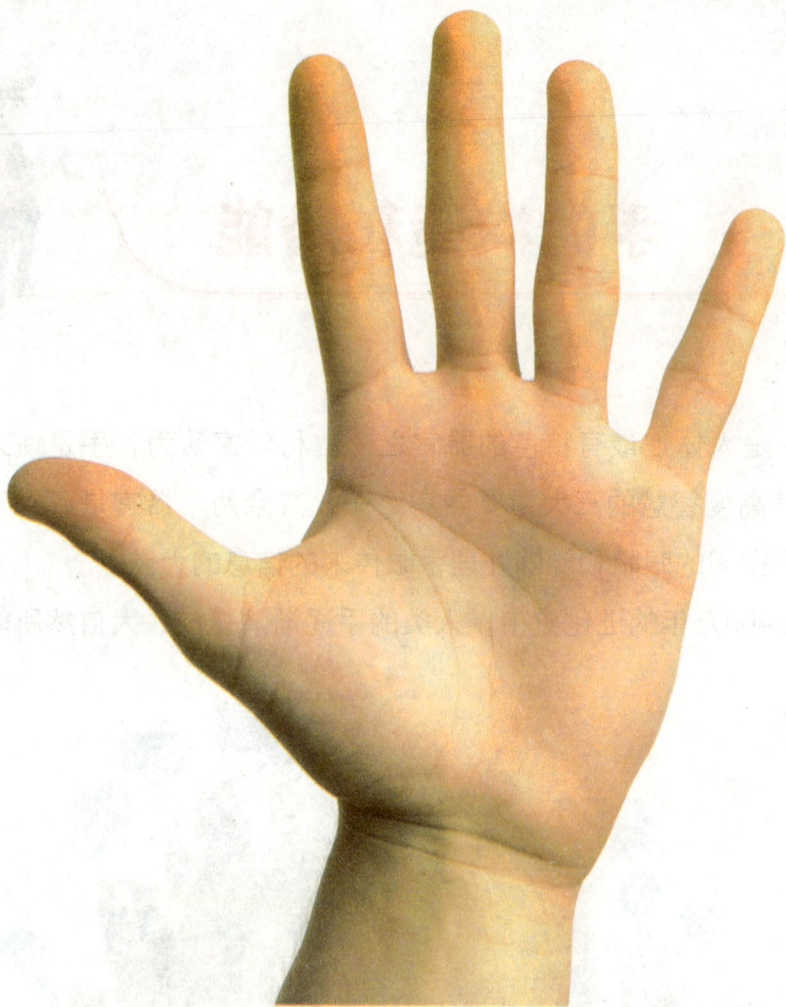

造出的最完美的工具。

　　在哺乳动物中，人类的手独一无二。大拇指同其他四个手指相对的结构是人手的最大优越性，许多类人猿可以将自己的拇指和食指对合，但不能将拇指与中指、无名指以及小指对合，因为它们的手指不够柔韧。只有人类，可以自如地运用自己的手指，这是人类文化和科技进步的关键。

　　人类的手指十分灵敏，可以感觉到振幅只有0.00002毫米的振动。人们也习惯于在说话的同时比比划划，或者完全用手势来表达感情。

　　原始人类曾经用全身各个部位的肢体语言进行交流，在有了口头语言之后，最初的肢体语言都逐渐被淘汰，除了手势。研究发现，在说话时做手势有助于思考、表达和记忆。

　　大脑的语言中枢和运动中枢之间存在着密切的神经元联系。大脑在说话时会变得活跃的那一部分，在做手势时同样也会活跃起来。科学家还发现，大脑控制手的活动的区域，分布在运动中枢里几个不同的部位，面积达到大脑皮层的1/4。一个简单的手的动作，例如举起一杯牛奶送到嘴边，会使大脑皮层出现特别强烈

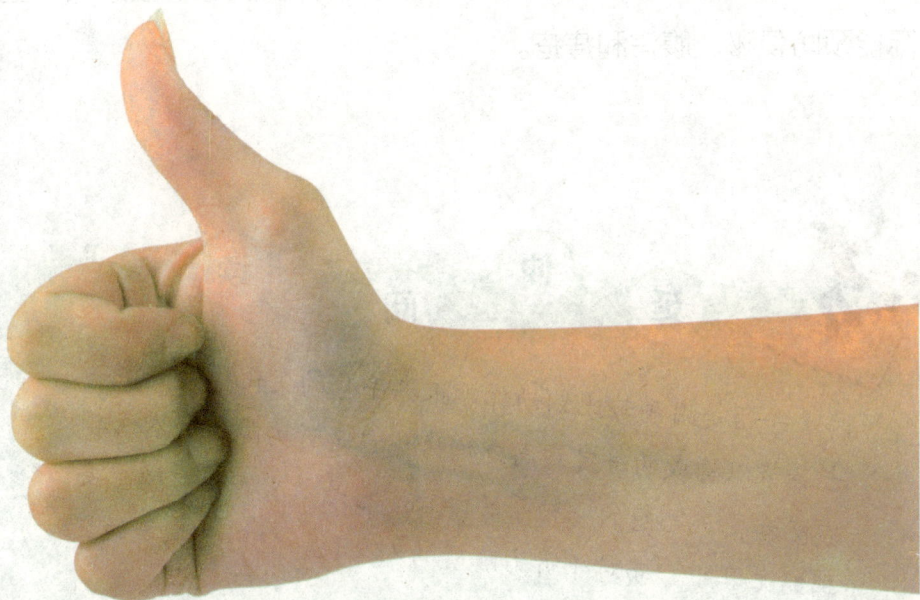

的兴奋，这一直是令神经学家不解的谜。

手能预报健康和疾病。手掌发热出汗，为甲状腺功能亢进；手掌出现红斑点，为肝炎或糖尿病；指尖苍白为血流障碍；指关节肿胀为高尿酸、痛风；手背上有白色丘疹为胆固醇过高；手上出现红线为高血压、风湿病或心脏病。

按摩手的不同部位，对身体有益：按摩手心有助于改善心肺血液循环和防止动脉硬化；揉搓大拇指可兴奋神经功能，维持体液酸碱平衡，治疗肝脏疾病；揉搓食指可以调节消化系统功能，健脾胃、疏肝利胆，治疗肺脏疾患。按摩中指可以预防心脑血管疾患，治疗心脏病；按摩无名指能调节神经系统功能，提高灵敏性，治疗脾脏疾患和癫痫；按摩小指可以增强呼吸系统和泌尿系统功能，预防感冒及治疗其他感染疾患和肾脏疾患；按摩大小鱼际能预防便秘、腹泻和痔疮。

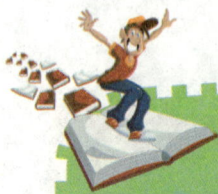

延 伸 阅 读

手语是用手势比划动作，根据手势的变化模拟形象或者音节以构成的一定意思或词语，它是听力障碍的人互相交际和交流思想的一种手的语言，它是"有声语言的重要辅助工具"，而对于听力障碍的人来说，它则是主要的交际工具。

人的指甲的作用

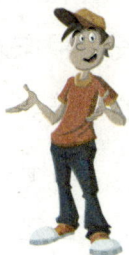

指甲是由皮肤衍生而来。和皮肤一样是由胚胎体表外胚层和侧板壁层在胚胎九周以后逐渐分化形成的。指或趾甲分为甲板、甲床、甲襞、甲沟、甲根、甲上皮、甲下皮等部分。

甲板相当于皮肤有化层，甲襞是皮肤弯入甲沟部分，甲床由相当于表皮的辅层、基底层及真皮网状层构成，它的下面与指骨骨膜直接连接。甲床甲襞不参与指甲板生长，指甲生长是甲根部的甲基质细胞增生、角化并越过甲床向前移行而成。

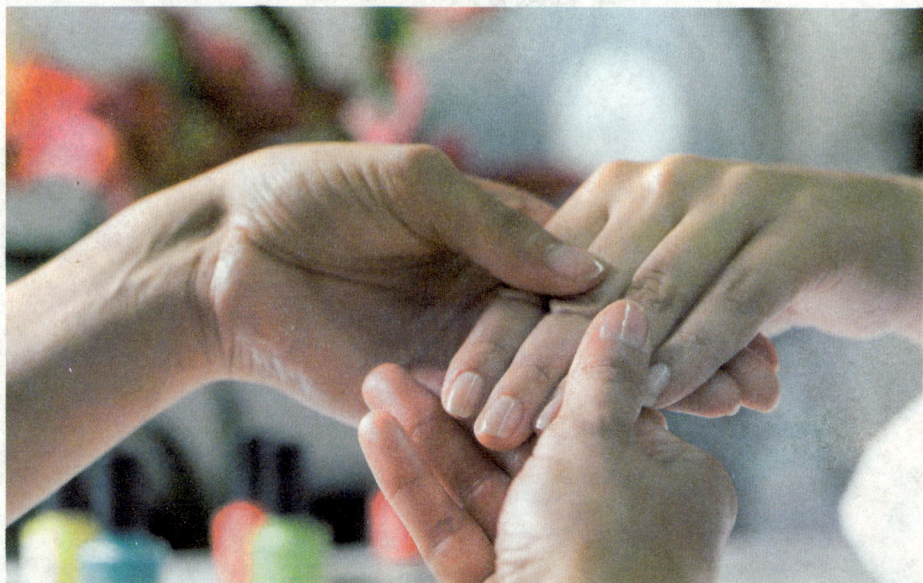

甲床控制着指甲按一定形状生长，甲床受损则指甲畸形生长。甲床及甲根部有着丰富的血管。这些为指甲再生提供了丰富的营养。

指甲，作为皮肤的附件之一，有其特定的功能。

首先，它有"盾牌作用"，能保护末节指腹免受损伤，维护其稳定性，增强手指触觉的敏感性，协助手抓、挟、捏、挤等。甲床血供丰富，有调节末梢血供、体温的作用。

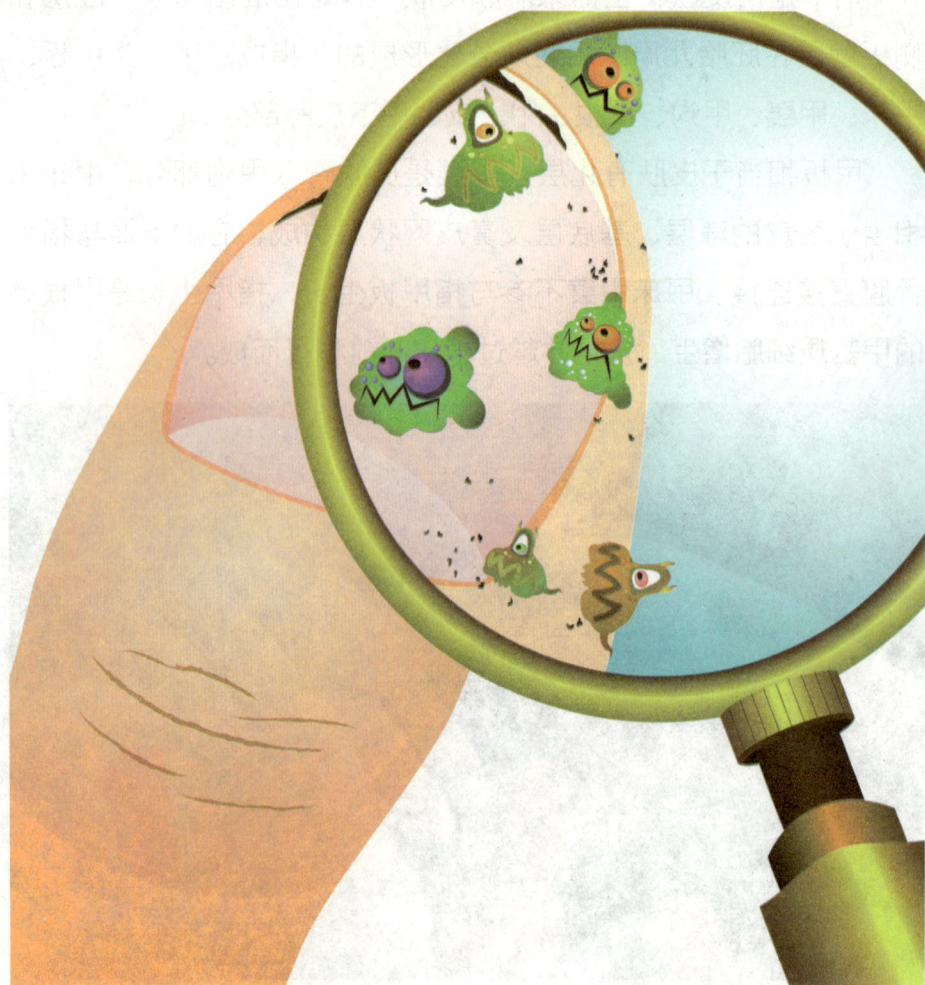

其次，指甲又是手部美容的重点，漂亮的指甲增添女性的魅力。指甲缺损或畸形的患者，即使她有一个功能良好的手指，但由于指甲畸形或没有，导致她可能因自卑而藏起该指不用它，以致功能废退。

健康人的指甲是很漂亮的，一般具有以下特征：

一是甲色均匀，呈淡粉红色；

二是甲质坚韧，厚薄适中，软硬适度，不易折断；

三是表面光滑，有光泽，无分层、纹路等；

四是甲缘整齐，无缺损；

五是指甲根部的甲半月俗称月牙，占指甲升序的1/4，以乳白色为宜，当然也有些人天生没有这个"月牙"。

中医认为，指甲为脏腑气血的外荣，与人体的脏腑经络有直接联系，能够充分地反映人体生理、病理变化。

通过观察指甲的形状、大小、颜色能够反映一个人的健康基本状况，甚至看出他潜在的健康危机；而通过指甲的光泽、纹路、斑点等等的变化，则可以推断出身体正在悄悄发生的病变。所以，学会观察指甲，就是学会了一种最为简易的健康自测方法。

健康指甲应平滑光洁，甲面无纵横沟纹，甲上无干扰斑，指

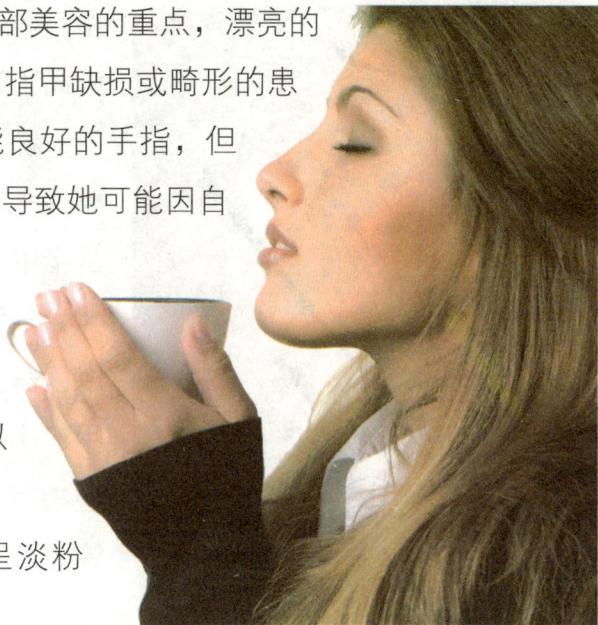

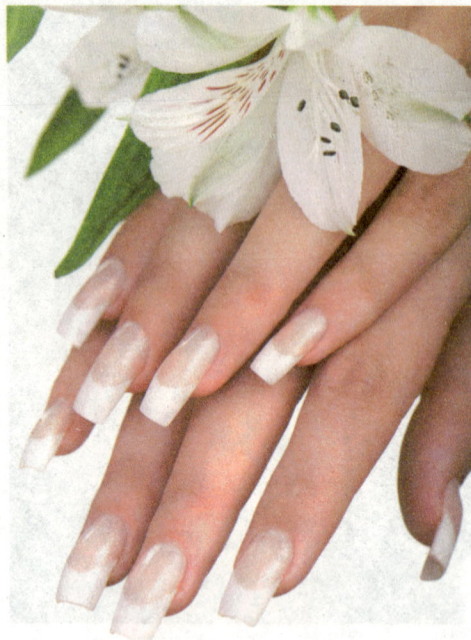

甲对称，不偏斜，无凹陷或末端向上翘起现象。

就正常的指甲来说虽然种类很多，其实并没有完全相同的指甲。

一般而言，健康的指甲可以区分为：普通指甲、大型指甲、小型指甲、长型指甲、短型指甲、宽型指甲、窄型指甲等。

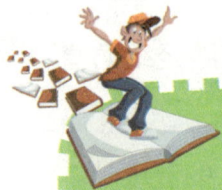

延 伸 阅 读

有的人指甲上鼓起数条棱状的纵道，这也是身体出现了异常的一种表示。有这种指甲现象的人主要表现为精神不振，疲劳无力。一般患有神经系统衰弱，脑系统疾病以及酒精、药物中毒的人容易发生。

皮肤的作用

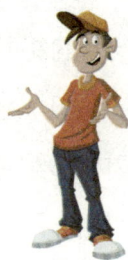

　　皮肤指身体表面包在肌肉外面的组织，是人体最大的器官。我们人类的皮肤由表皮、真皮、皮下组织三层组成。下面我们来一一介绍皮肤的功能。

　　一是保护功能。皮肤覆盖在人体表面，表皮各层细胞紧密连接。真皮中含有大量的胶原纤维和弹力纤维，使皮肤既坚韧又柔软，具有一定的抗拉性和弹性。

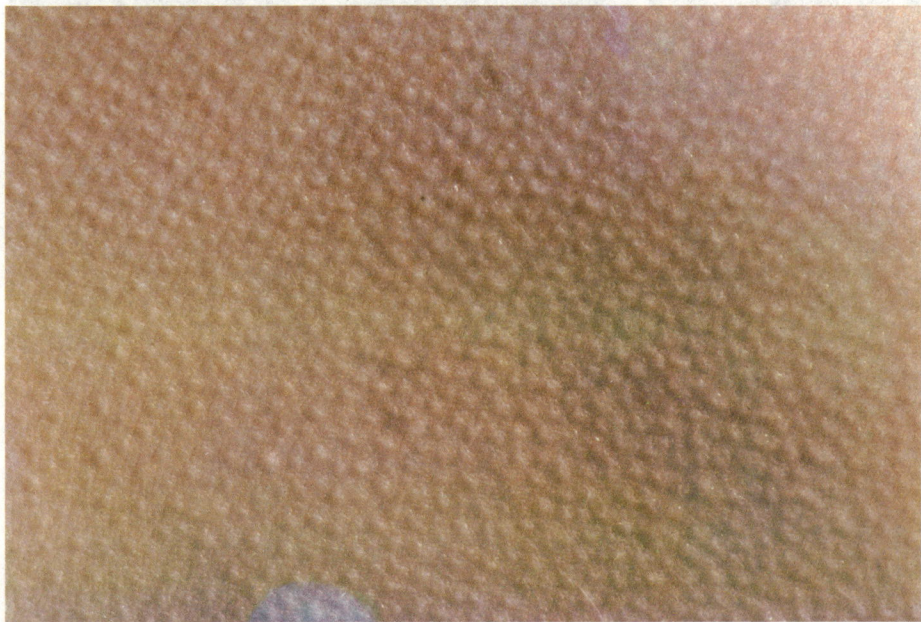

　　皮肤还可以阻绝电流，皮肤的角质层是不良导体，对电流有一定的绝缘能力，可以防止一定量电流对人体的伤害。皮肤的角质层和黑色素颗粒能反射和吸收部分紫外线，阻止其射入体内伤害内部组织。皮肤表面有一层乳化皮肤膜，可以滋润角质层，防止皮肤干裂。

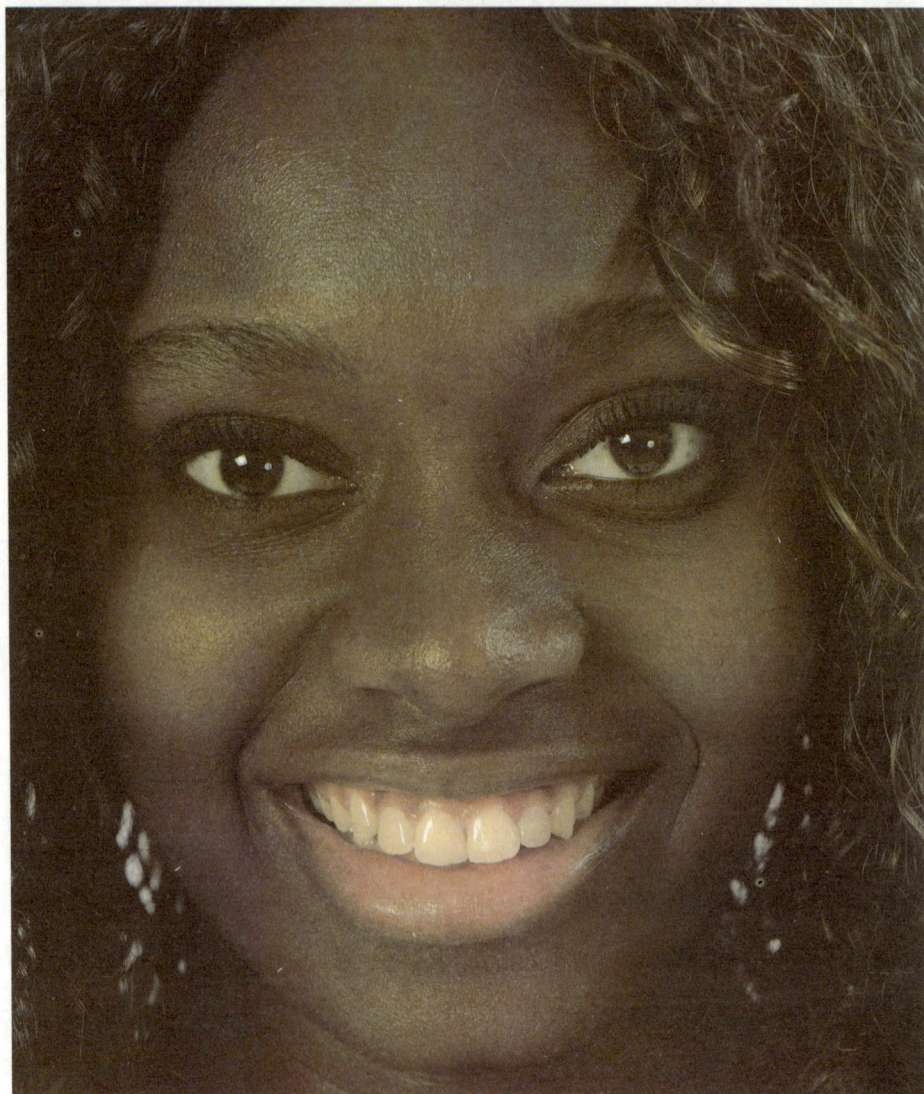

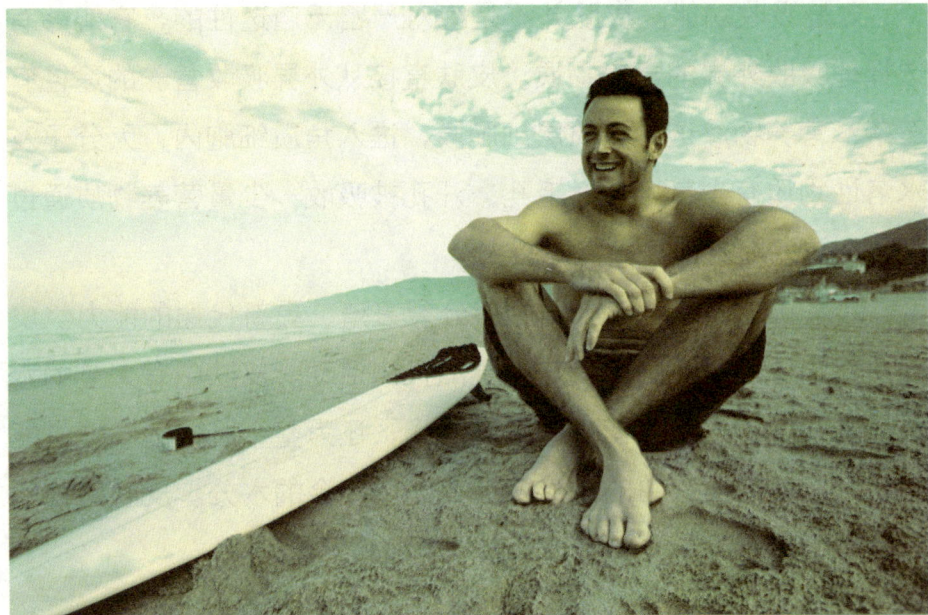

　　二是感觉功能。皮肤内含有丰富的感觉神经末梢，可感受外界的各种刺激，产生各种不同的感觉，如触觉、痛觉、压力觉、热觉、冷觉等。

　　三是调节体温。当外界气温较高时，皮肤毛细血管网大量开放，体表血流量增多，皮肤散热增加，使体温不致过高。当气温较低时，皮肤毛细血管网部分关闭，部分血流不经体表，直接由动静脉吻合支进入静脉中，使体表血流量减少，减少散热，保持体温。当气温高时，人体大量出汗，汗液蒸发过程中可带走身体的部分热量，起到降低体温的作用。

　　四是分泌与排泄。皮肤的汗腺可分泌汗液，皮脂腺可分泌皮脂。皮脂在皮肤表面与汗液混合，形成乳化皮脂膜，滋润保护皮肤及毛发。皮肤通过出汗排泄体内代谢产生的废物，如尿酸、尿素等。

五是吸收功能。皮肤并不是绝对严密无通透性的，它能够有选择地吸收外界的营养物质。皮肤直接从外界吸收营养的途径有三条：营养物渗透过角质层细胞膜，进入角质细胞内；大分子及水溶性物质有少量可通过毛孔、汗孔被吸收；少量营养物质通过表面细胞间隙渗透进入真皮。

六是新陈代谢。皮肤细胞有分裂繁殖、更新代谢的能力。皮肤作为人体的一部分，参与全身的代谢活动。皮肤中有大量的水分和脂肪，它们不仅使皮肤丰满润泽，还为整个肌体活动提供能量，可以补充血液中的水分或储存人体多余的水分。皮肤是糖的储库，能调节血糖的浓度，以保持血糖水平的正常。

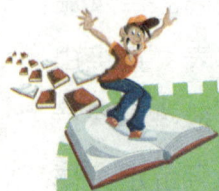

延 伸 阅 读

皮肤的健康色是铜色，这一观点已被推翻，太阳紫外线中的辐射会影响皮肤的健康，而皮肤如果吸收了维生素C和维生素E是会变白的，也就是说，营养多的皮肤会比较白，而最健康的肤色应该是白里透红的。

经络的功能

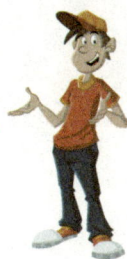

　　经络是经脉和络脉的统称，是人体运行气血、联络脏腑、沟通内外、贯串上下的通路。

　　经络的功能。中医把经络的生理功能称为"经气"。其生理功能主要表现在沟通表里上下，联系脏腑器官；通行气血，滋润调养脏腑组织；感应传导；调节脏腑器官的机能活动等方面。

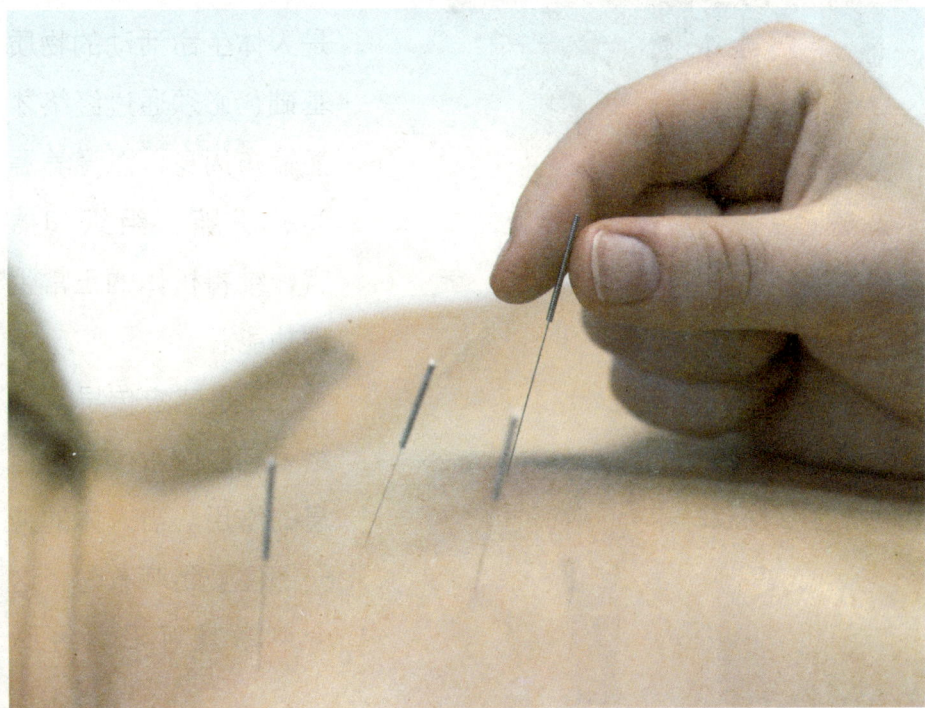

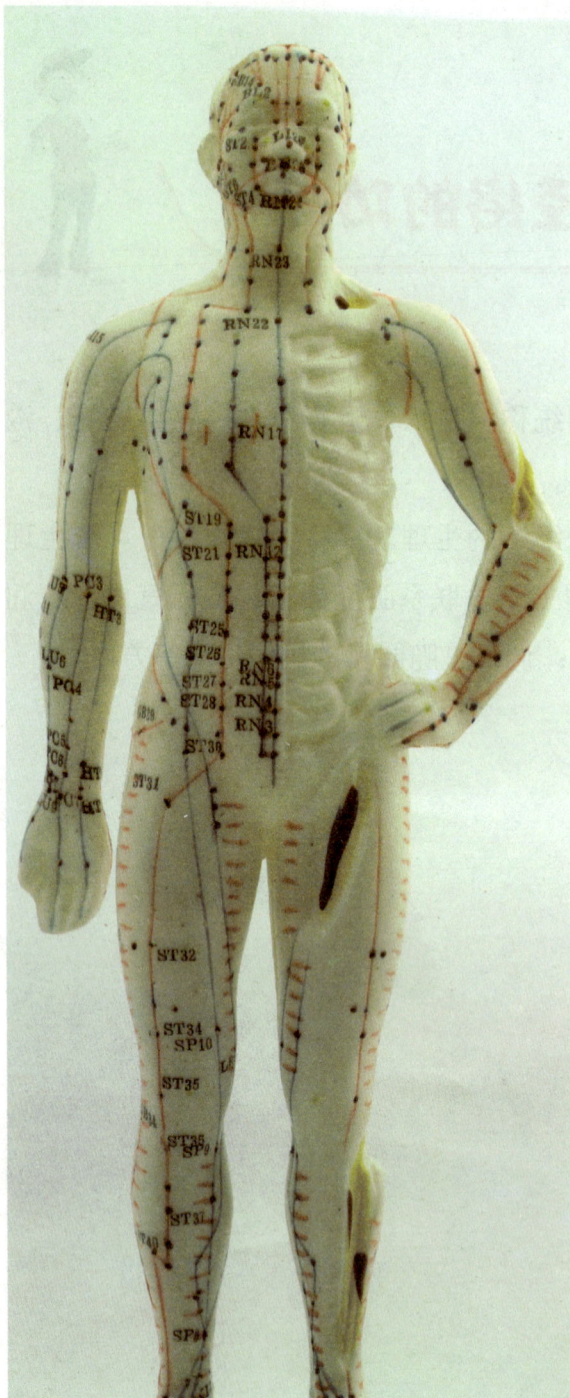

一是沟通表理上下，联系脏腑器官。人体由五脏六腑、皮肉筋骨等组成，它们各有其独特的生理功能。只有通过经络的联系作用，这些功能才能达到相互配合、相互协调，从而使人体形成一个有机的整体。

二是通行气血，滋润调养脏腑组织。气血是人体生命活动的物质基础，必须通过经络才能输布周身，以温养濡润各脏腑、组织和器官，维持机体的正常生理功能。

三是感应传导。经络有感应刺激、传导信息的作用。当人体的某一部位受到刺激时，这个刺激就可沿着经脉传入人体内有关脏腑，使其发生相应的生理或病理变化。而这些变化，又可通过经络反应于体表。针刺中的"得气"就是经络感应、传导功能的具体体现。

四是调节脏腑器官的机能活动。经络能调节人体的机能活动，使之保持协调、平衡。当人体的某一脏器功能异常时，可运用针刺等治疗方法来进一步激发经络的调节功能，从而使功能异常的脏器恢复正常。

经络是遍布人体全身的一个网络系统，人体任何一个部位发生疾病，都会在相关的经脉线上反映出来。

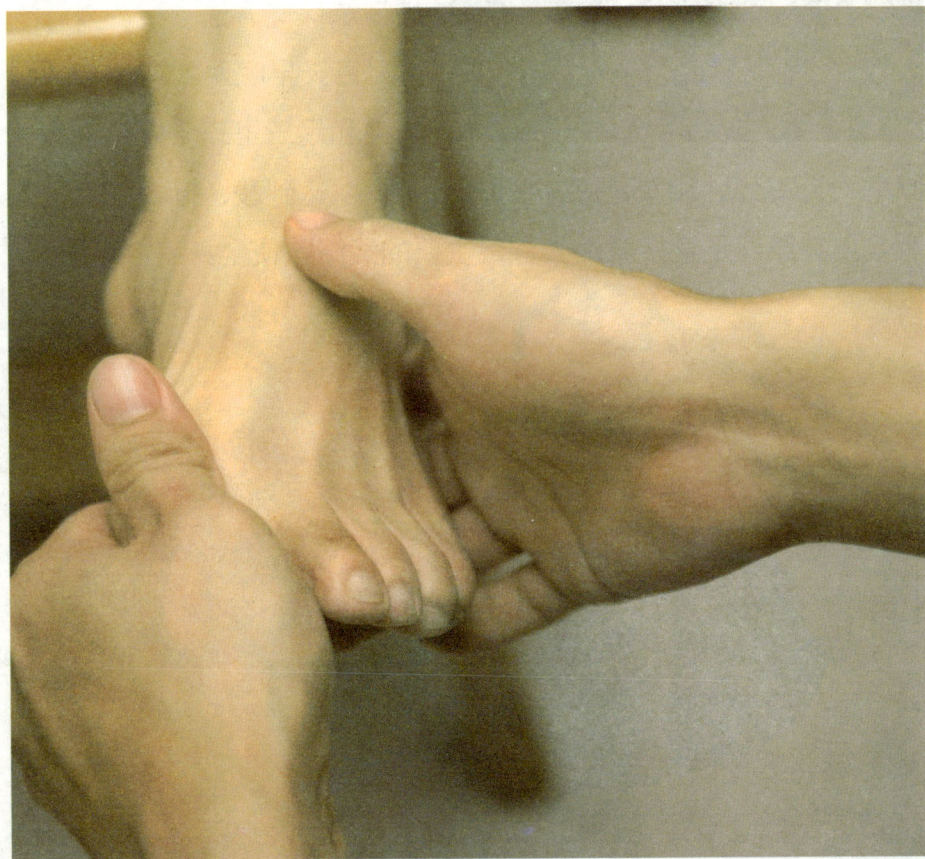

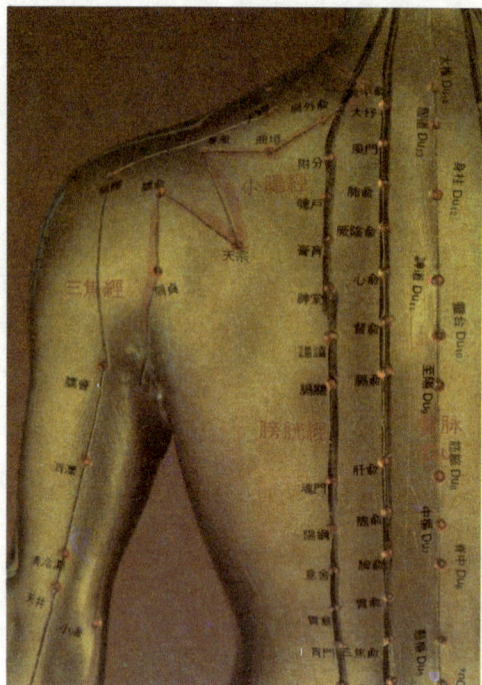

那么经络怎么锻炼呢？养生专家认为，我们日常进行的各种体育锻炼，以及每日的梳头、洗脸等活动，无一不是通过各种途径使人体各部位的经络处于活跃状态，促使各脏器各生理系统之间协调平衡。

而每天对自身的关键穴位进行按摩，更是简便易行的独特锻炼保健方法。

每天早晚两次按摩合谷、内关和足三里三个穴位，按压频率约为每分钟30次，每次按摩5分钟，以达到酸、麻、胀感觉为有效。其原理是直接激活人体最主要的经络，使全身气血畅通。

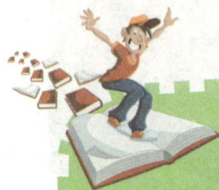

延 伸 阅 读

经络从古至今一直有效的指导针灸临床实践。经络是以十二经脉为主体，有一定的循行路线，网络遍布全身的一个复杂系统，它具有行气血、通阴阳、内通脏腑、外达表皮四肢的功能，能起到定生死、治百病的作用。

血型的秘密

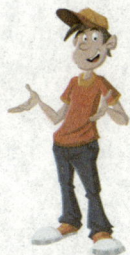

　　人的身体里到处都有血管，血管里流动的就是血液。从颜色上看，每个人的血液都是红色的，没有任何差别，而实际上人的血液还有血型之分。

　　血型是1901年由奥地利医生兰斯坦纳发现的。从那以后，人们不断对血液进行研究，发现在血浆中含有能起粘合作用的凝集

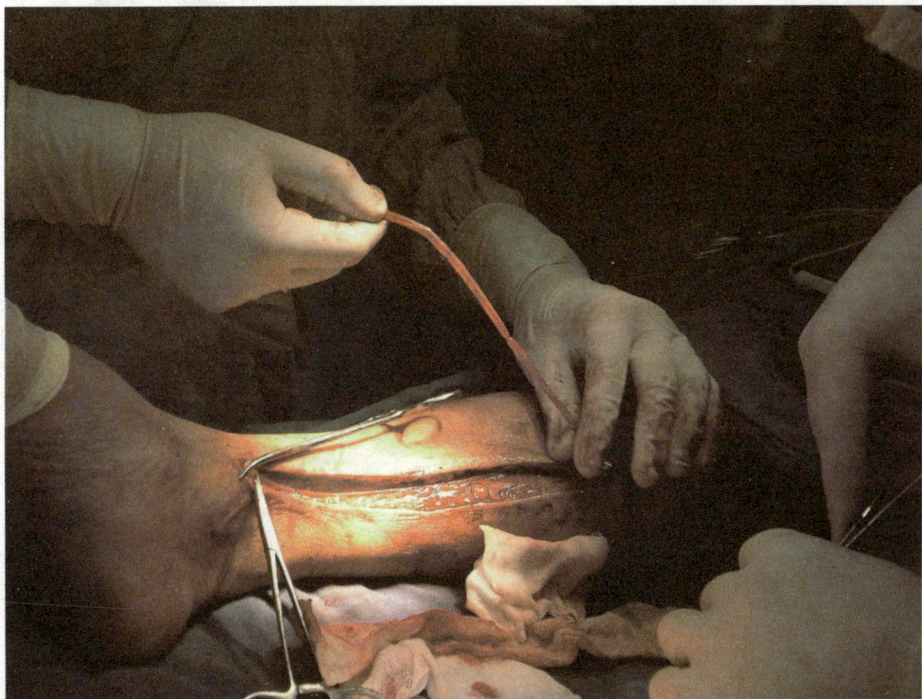

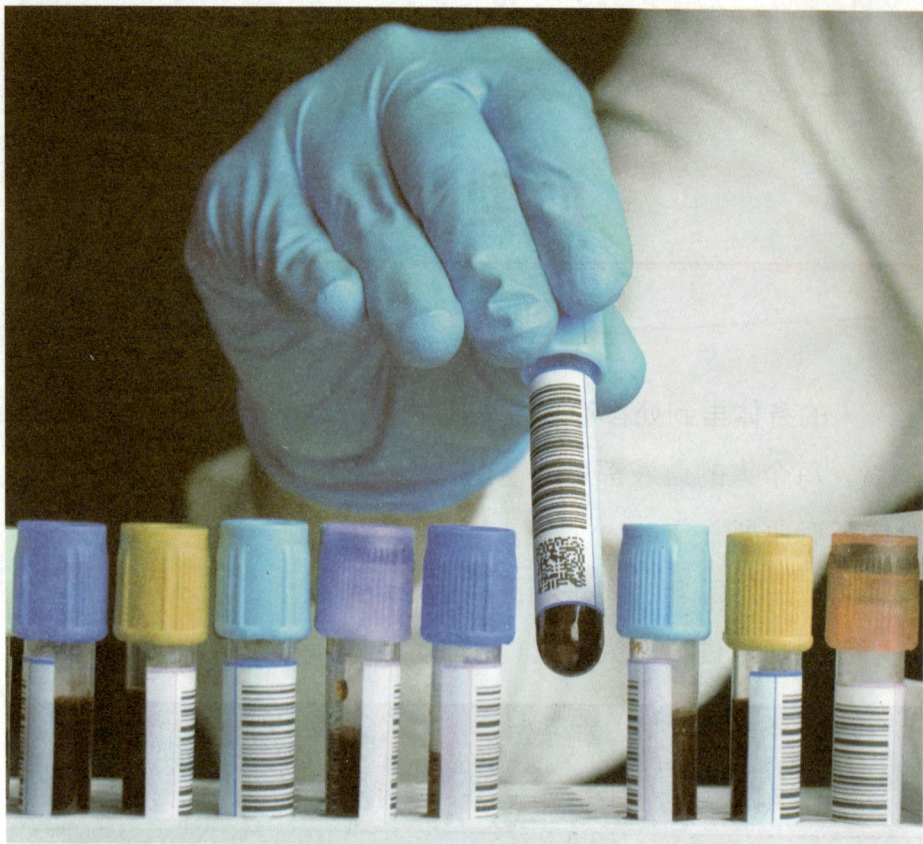

素，在红细胞中含有能被粘合的凝集原。凝集素分为A、B两种，凝集原也分为A、B两种。

血型主要是根据红细胞里的凝集原决定的。红细胞中含有凝集原A，就是A型血，含有凝集原B就是B型血，既含凝集原A又含凝集原B就是AB型血，红细胞中不含任何凝集原，而血浆中同时存在着两种不同的凝集素就是O型血。

血型又是人类的遗传标志。人类的每一种血型都是由两条染色体上的等位基因组成的，一条来自父亲，一条来自母亲。在精子和卵子的结合过程中，来自父母双方的染色体会重新配对。而新配成的两条染色体就决定了子女的血型。

在通常情况下，一个人的血型在受精卵形成时就已决定下来，终生都不会改变。但这并不是绝对的，也有人的血型会发生改变。我们身旁就发生过这样的事情。一位妇女的血型本来是B型，但输了几次血之后，再去化验竟变成了A型血。

对此医务人员百思不解，便去询问有关专家，可是得到的回答却是人的血型不会改变。

随着这类事例的不断增多，人们不能不对上边那种回答发生怀疑。有一位上消化道出血的病人，入院化验时是A型血，出院复查时竟成了B型血。

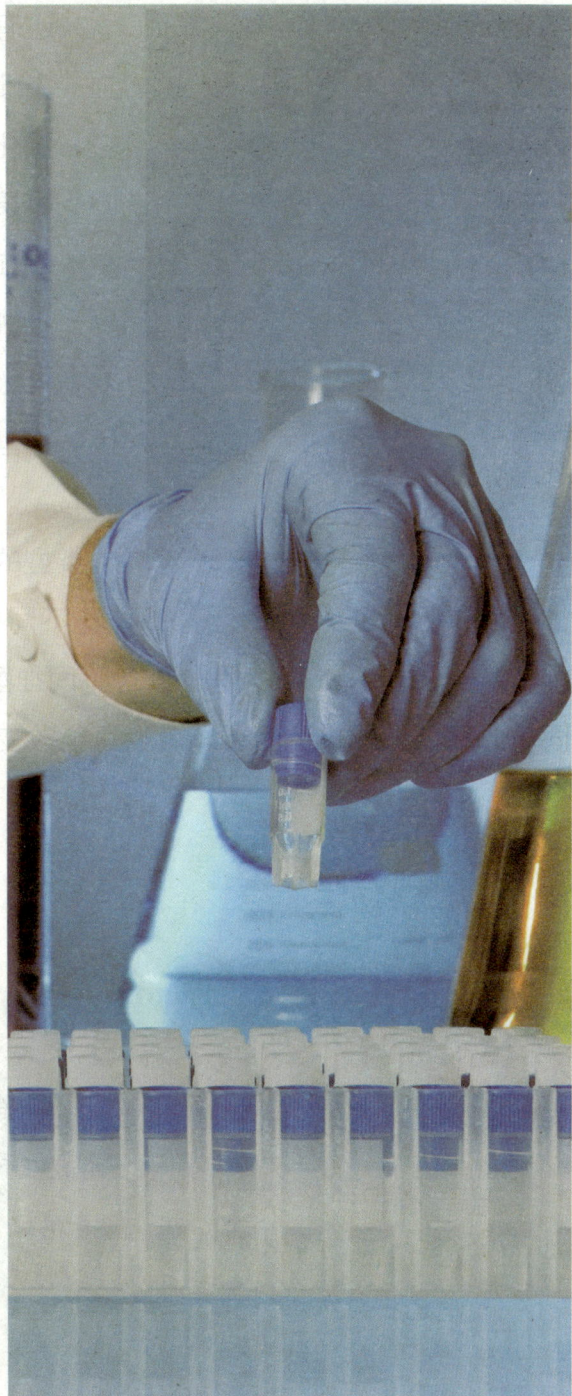

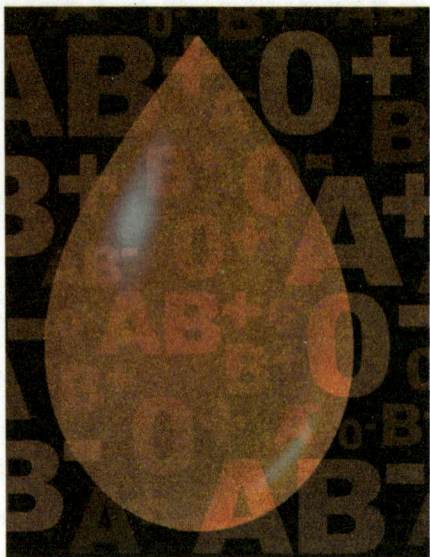

还有一位患者，起初是AB型血，输过四次血后发生输血反应，经化验原来是变成了A型血。

如果说人的血型终生不会改变，上边这些其实显然无法解释。而如果说人的血型会发生改变，却没有人能透彻地讲清其原因。有些学者指出，人类的血型除按A、B、O型分类外，还有其他类型的血型存在。

目前已知的人类血型有90种，不同的血型抗原大约有600多种，甚至每个人都可以同时具备不同血型系统中的若干型经过不同抗原和血型的排列组合，就有可能改变一个人的血型。

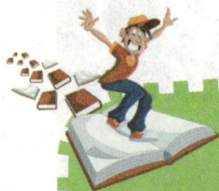

延 伸 阅 读

稀有血型就是一种少见或罕见的血型。这种血型不仅在A、B、O血型系统中存在，而且在稀有血型系统中也还存在一些更为罕见的血型。随着血型血清学的发展，科学家们已将所发现的稀有血型，分别建立起稀有血型系统。